自閉症スペクトラム障害の
診断・評価
必携マニュアル

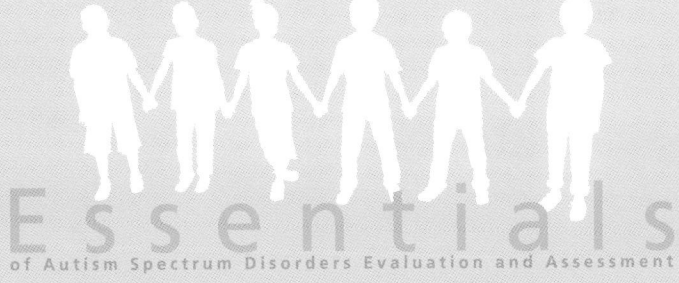

Essentials
of Autism Spectrum Disorders Evaluation and Assessment

スリーン A. ソールニア ＋ パメラ E. ヴェントーラ 著

黒田美保・辻井正次 監訳
稲田尚子・髙橋絵美子・平林ルミ・井澗知美・植田みおり・森田麻登・梶奈美子・三宅篤子 訳

東京書籍

Essentials of Autism Spectrum Disorders
Evaluation and Assessment
by Celine A. Saulnier and Pamela E. Ventola

First published by John Wiley & Sons, Inc.
Copyright ©2012 by John Wiley & Sons, Inc.
Japanese edition copyright © 2014 by Tokyo Shoseki Co., Ltd.
This Japanese edition is published by Tokyo Shoseki Co., Ltd., Tokyo
by arrangement with John Wiley & Sons, Inc..

No part of this publication may be reproduced in any material form
(including photocopying or storing it in any medium by electronic means and whether or not
transiently or incidentally to some other use of this publication)
without the written permission of the copyright owners.
All rights reserved.
ISBN 978-4-487-80814-4 C0047
Printed in Japan

トニーへ
あなたの永遠の愛、支え、忍耐——
あなたは私のすべて
そして ルシエンとヴィヴィエンへ
私の人生の輝きでいてくれることに
——スリーン

ノアへ
あなたは鼓舞する人であり、物怖じしない強さと愛、
そしてたゆまない励ましですべてをかなえてくれる
マデリンへ
あなたは私の世界のまさに中心
——パム

本書を、私たちの愛すべき恩師で仲間である
サラ・スパロウ博士に特別に捧げる。
私たちが児童期のアセスメント、
とりわけ自閉症スペクトラム障害における
適応行動の重要性について
知識を形成できるようにしてくれたことへの感謝を込めて。
一緒に働けたことは光栄であり、
そばにいないことをとても寂しく思う。
——スリーン＆パム

目次

シリーズまえがき	9
謝辞	11
日本語版まえがき	13

第1章　概説　17
　診断基準　18
　アスペルガー症候群　19
　特定不能の広汎性発達障害　22
　レット障害と小児期崩壊性障害　24
　DSM-5　25
　参考文献　27

第2章　機能水準のアセスメント　29
　検査の選択　30
　発達検査と発達早期の認知検査　32
　認知のアセスメント　35
　神経心理学的評価　43
　質的観察　46
　まとめ　48
　参考文献　49
　☞ 自己チェックテスト　51

第3章　コミュニケーションのアセスメント　53
　受容言語　56
　表出言語　58
　語用言語／対人コミュニケーション　60
　言語発達の段階　62
　　　前言語段階　62　　言語獲得後の段階　63
　所見のフォーミュレーション（体系的記述）　69
　まとめ　69
　参考文献　71
　☞ 自己チェックテスト　72

第4章　行動プロフィールのアセスメント　　75
標準化された行動評価尺度　　*76*
機能的行動評価　　*77*
適応行動のアセスメント　　*80*
まとめ　　*86*
参考文献　　*87*
☞ 自己チェックテスト　　*88*

第5章　臨床面接と記録の再考　　91
臨床面接　　*92*
　主訴の確認　*92*　発達歴　*93*　既往歴　*95*　家族歴　*96*
　教育歴と支援歴　*97*　社会性と遊びの発達　*99*　現在の行動　*101*
現在や過去の様子に関する情報収集の方法　　*102*
　臨床面接　*102*　スクリーニング尺度　*103*
　評定（レーティング）尺度　*105*　感覚に関する注意　*106*
　記録の見直し　*106*
　　教育プログラム／支援プログラムの見直し　*107*　専門評価報告書の見直し　*108*
まとめ　　*109*
参考文献　　*111*
☞ 自己チェックテスト　　*112*

第6章　直接観察による診断アセスメント　　115
直接観察　　*115*
診断アセスメント　　*116*
　乳幼児への直接的な診断アセスメント　*117*
　　診断アセスメントの構成　*118*　発達領域のアセスメント　*120*
　児童への直接的な診断アセスメント　*125*
　　対人的・感情的経験への洞察と意識　*127*　抽象的概念の能力　*128*
　　異常行動／興味　*129*
　青年期と成人期の直接的診断アセスメント　*129*
診断・評価のための半構造化検査　　*132*
　自閉症診断観察検査　*132*　乳幼児用自閉症観察尺度　*134*
まとめ　　*135*
参考文献　　*136*
☞ 自己チェックテスト　　*137*

第7章　鑑別診断と併存症　　139

　知的障害　　139
　　　共通点 141　相違点 142　関連する身体疾患 143
　学習能力　　145
　　　非言語性学習障害（NLD）145　過読症 146
　特異的言語障害　　148
　注意欠如・多動性障害　　149
　不安障害とチック障害　　150
　　　不安障害 150　強迫性障害（OCD）152　チック障害 153
　気分障害　　154
　成人期の精神病状態　　156
　　　統合失調症と精神病症状 156　人格障害 157
　まとめ　　158
　参考文献　　160
　☞ 自己チェックテスト　　162

第8章　ケースのまとめと報告書の書き方　　165

　親との話し合い　　165
　報告書　　166
　報告書の事例　　167
　事例 1：初回診断―幼児期早期　　168
　　　紹介理由 168
　　　経過（生育歴）168
　　　　初期発達の経過 168　医療歴 169　家族歴 170　現在の心配と行動 170
　　　発達のアセスメント 170
　　　　実施された検査 170　行動観察 170　発達検査の結果 171
　　　　適応行動のアセスメント 173
　　　言語コミュニケーションのアセスメント 175
　　　　実施された検査 175　行動観察 175
　　　診断アセスメント 176
　　　　実施された検査 176　対人コミュニケーション 177
　　　　遊びとやりとり 177　こだわり行動や反復行動 178
　　　まとめ 179
　　　　発達アセスメントのまとめ 179
　　　　対人コミュニケーションのアセスメントのまとめ 179
　　　　診断フォーミュレーション 180
　　　教育的提案 181
　　　　治療教育場面での教育計画 181　特別なサービス／アセスメント 181

概念の発達 181　遊びのスキルの発達 182　親教育 182
　　　　継続的アセスメント 182　親と専門家に関する社会資源 182
　　参考文献 *183*

事例 2: ASDの児童　　　　　　　　　　　　　　　　　　　　　　　*183*

　　紹介理由 *183*

　　経過 *183*
　　　　発達歴 183　医療歴 184　家族歴 184　教育歴 184

　　心理学的アセスメント *185*
　　　　過去のアセスメント 185　行動観察 185　認知検査 187
　　　　全体的な認知水準 187　言語表出，言語理解，言語推理 188
　　　　聴覚言語的注意力および記憶力 188　視覚的分析と非言語的推論 189
　　　　処理速度 190

　　実行機能のアセスメント *191*

　　適応行動のアセスメント *192*

　　言語コミュニケーションのアセスメント *196*
　　　　実施された検査 196　結果 196　語用論的言語能力 198

　　診断アセスメント *199*
　　　　実施された検査 199　対人コミュニケーションとやりとり 199
　　　　対人的気づきと感情への気づき 201　遊びと想像力 202
　　　　異常行動／興味 202

　　まとめと解釈 *203*
　　　　心理学的アセスメントのまとめ 203
　　　　コミュニケーションのアセスメントのまとめ 204
　　　　診断フォーミュレーション 204

　　教育的提案 *205*
　　　　学校場面 205　特別支援教育 205　言語 205
　　　　社会的スキル 205　時間延長 206　適応スキルの教育 206
　　　　家庭と学校のコミュニケーション 207　継続的アセスメント 207
　　　　親や教師に推奨される社会資源 207

参考文献（解説付き）　　　　　　　　　　　　　　　　　　　　　　*209*

評価ツール索引　英語正式名称・略称・日本語名称　　　　　　　　　*213*

事項索引　　　　　　　　　　　　　　　　　　　　　　　　　　　*220*

人名索引　　　　　　　　　　　　　　　　　　　　　　　　　　　*233*

監訳・翻訳 担当者一覧／著者・監訳者・訳者紹介　　　　　　　　　*235*

シリーズまえがき

　心理学的評価必携マニュアルのシリーズでは、実践に役立つ重要な情報を読者に最も効率的かつ利用しやすい形で届けることを目的としている。このシリーズは、認知、パーソナリティ、教育、神経心理学などの様々な領域の検査を紹介するものとして特徴づけている。このシリーズの本は、熟練した臨床家にとっては、次々と進化して供給される新規あるいは改定された検査の利用について習得するために、簡潔だが徹底した方法を提供している。初学者にとっては、心理学的診断という複雑なプロセスを学び始めるための指針となるに違いない情報と技術すべてについて、優先順位がつけられたものを読むことができる。

　このシリーズでは、重要な内容を強調するために、適切な箇所に視覚的にそれがわかるような挿入があり、これにより、同時に系統的かつ段階的なガイドラインとして利用できる。各章は、重要な内容に焦点が当てられ、かつ簡潔にまとめられている。各トピックは、実施、採点、解釈、臨床的応用の要点を容易に理解できることを目標としている。理論や研究結果は、それぞれの本の骨子として必ず書かれているが、それのみに終始することなく、いつもそこから得られる臨床的示唆を重視している。私たちは、"高い知性のある"検査を行うこと、つまり検査得点のプロフィールは、豊富な知識のある検査者が臨床的観察および洞察によって意義ある解釈につなげない限り意味がない、という考えにたって検査を行うこと、を長く提唱してきた。検査プロフィールは、子どもや成人の生活をよりよくするために使用されるべきであり、そうでなければ、何のためにわざわざ検査をするのかわからないからである。私たちは、このシリーズが、読者にとって、高い知性のある最良の検査者になるために役立つものとなることを願っている。

　『自閉症スペクトラム障害の診断・評価の必携マニュアル』では、著者らは、多面的な診断・評価のための包括的発達モデルについて解説している。彼女たちは、標準的なベストプラクティスとしてASDの診断・評価を行った長年の経験

から、このモデルを導き出している。ASDの神経発達的特性により、症状は発達早期の段階で現れ、その後、多様な機能領域に影響を与える。これらの理由から、ASDの発達スキルを評価するためには、臨床家は様々な分野に習熟しておく必要がある。そのため、この教科書では、著者らはASD診断・評価に関する最先端の内容を概観し、また多様な情報源からわかったことを統合する必要性を強調している。最終目標は、個人が最適な支援を受けることができるようにするために、包括的かつ一貫した診断フォーミュレーションを提供することである。

Alan S. Kaufman, Ph.D.
Nadeen L. Kaufmann, Ed.D.
シリーズ編集者
イェール大学医学部

謝　辞

　多くの人たちの援助と支援により、この本を完成させることができた。この本は、信頼できる恩師や仲間の教えと協働のおかげで私たちが長年かけて獲得した、ASDと関連障害、診断・評価、児童期の発達に関する知識と習熟を実証するものである。私たちの恩師と仲間への感謝の意を以下に述べたいが、もちろんここに記しきれなかった人たちも多く、彼らにも心から感謝していることを伝えたい。

　偉大な恩師であるAmi Klin, Ph.D.──ASDの診断・評価に対する包括的発達的アプローチのための技法を教えてくださったことに対し、限りない感謝をしている。私たちはあなたの臨床の不思議さについて身をもって体験し学ぶことができたという、信じられないような幸運に恵まれた。この本が、私たちがともに過ごした子どもたちの独特なニーズと特別な能力を十分に理解するためのあなたのアプローチを具現化したものとなっていることを願っている。私たちがあなたから受けた指導、助言、キャリアに関する最も重要な支援は、他に比べるものがないほどである。あなたはこれまでもこれからも私たちを鼓舞する存在である。

　コネティカット大学大学院時代の愛すべき恩師、助言者でもあり、友人でもあるDeborah Fein, Ph.D.とMarianne Barton, Ph.D.──あなたたち2人が私たちに教えてくれたすべてのことに対する感謝の気持ちは、言葉には言い尽くせない。信頼できる優れた2人のおかげで、私たちは、自閉症とその診断・評価に関する知識を形作り、また独力でキャリアをスタートすることができた。私たちは、大学院時代の古巣のことを決して忘れることはないだろう。

　親愛なる友人であり仲間であるJulie Wolf, Ph.D.とLeah Booth, MA, CCC-SLP──私たちは、あなたたちの鑑別診断の章と発話、言語、およびコミュニケーションの章への多大な貢献にとても感謝している。おかげで、あなたたちそれぞれの専門的な領域の内容をこの本の章に含めることができた。あなたたち2人と

一緒に仕事をする機会に恵まれたことは、私たちにとって素晴らしい贈り物となっており、現在は離れたところで仕事をしている著者の1人は、あなたたちのことをいつも懐かしく思っている。

　自閉症の専門家へと急成長しつつある Michelle Levine, Kelly Caravella, Yael Stern——あなたたちの努力のおかげで、締め切りぎりぎりにこの本を最後まで仕上げることができたことに感謝する。あなたたちがいなければ、締め切りには間に合わなかっただろう。私たちは、今後あなたたちが成長して、あなたたちをいつ知っていたかと言うことを楽しみにしている。

　イェールチャイルドスタディセンターの仲間であり助言者である Kasia Chawarska, Ph.D.、Karyn Bailey, LCSW、Rhea Paul, CCC-SLP, Ph.D.、Kathy Koening, MSN、Fred Volkmar, MD, Domenic Cicchetti, Ph.D.——あなたたちの教え、臨床経験、助言は、この本に十分には反映させることができなかったが、私たちが日々行っている仕事に影響を与え続けている。いつまでも感謝している。

　私たちの編集担当者である Marquita Flemming と Kim Nir——あなたたち2人に特別感謝の意を捧げたい。この本の執筆に関するすべてのプロセスに対するあなたたちの忍耐、寛容さ、支援がなけえれば、この本は完成しなかった。数々の問題により、締め切りまでに書き終えることは不可能なように思えたが、この本を完成させることに対するあなたたちの意欲と私たちへの信頼にとても感謝している。また、必携マニュアルシリーズの中で、自閉症のアセスメントのトピックを扱う意義と必要性を理解してくれた Willey と Kaufman 夫妻に対してもこの恩を忘れない。私たちは、この本がこの領域の臨床家に素晴らしい貢献をするだろうと信じているし、その一部の役割を担うことができたことを光栄に思っている。

　最後に、私たちに日々たくさんのことを教えてくれる子どもたちと家族に心からの感謝を捧げる。私たちと共に生きてくれてありがとう。

日本語版まえがき

　私たちが、初めて本書のファーストオーサーであるスリーン・ソールニアに出会ったのは、本書の扉にスリーン自身が謝辞を述べているサラ・スパロウ先生のいらっしゃったイェール大学のチャイルドスタディセンターであった。2009年9月、私たちは、Vineland 適応行動尺度 第二版の日本語版を作る許可をえるためにスパロウ先生のところを訪れていた。スパロウ先生は、私たちを何年も待っていてくれたように感じた。彼女は、第二次大戦後にアメリカ軍幹部の父と共に来日、多感な高校時代の2年間を日本で過ごしたことを教えてくださり、「富士山に登った」ことも少し自慢げに話されていた（日本人の私たちが登ったことがなかったので！）。そして、今後の研究のためにと紹介してくださったのが、スリーンである。彼女はミーティングで活発に発言し、自閉症への深い理解とアセスメントに精通していることがよくわかった。同時に、時々お子さんのプリスクールから電話がかかってきて、それにも対応していた。子育ての忙しい中、研究や臨床をしていたのだと思う。この出会いの後、私たちは、連絡を取り合いながら研究も進めてきた。今回、スリーンとその同僚であるパメラ・ヴェントーラによるアセスメントの本を監訳し日本に紹介できることは、私たちにとって大きな喜びであると同時に光栄でもある。

　さて、本書は、カウフマンが編集している認知、パーソナリティ、教育、神経心理学などの様々な領域の検査を紹介する心理評価必携マニュアルのシリーズの中の1冊であり、自閉症スペクトラム障害（ASD）の診断・評価のための包括的発達アセスメントについて解説しているものである。原著が出版された時点では、DSM-5（2013年5月に刊行された）は刊行されていなかったが、すでにアメリカ精神医学会のホームページで、その内容が公開されていたので、それに沿う形で、特定の下位診断群ではなく幅広い自閉症スペクトラム障害全体に焦点が当てられている。全体は8章からなるが、第1章では自閉症スペクトラ

ム障害の特徴やDSM-5の内容、第2章では認知および発達的機能、第3章では発話、言語、コミュニケーション、第4章では異常行動や問題行動、第5章では生育歴や日常行動に関する養育者情報によるアセスメント、第6章では直接的な行動観察によるアセスメント、第7章では鑑別および併存症に焦点を当てる。最後に、第8章では事例をあげて、包括的診断・評価から、その結果を報告書にまとめるプロセスを述べている。このように、アセスメントから報告書の書き方にまで言及してあることが、医師や心理士にとって、また、若い臨床家だけでなく熟練した臨床家にとっても、真に役立つ本になると考える。現在の発達障害の臨床には、エビデンス・ベースト・プラクティスが求められている。これは、しっかりしたアセスメントに基づく、根拠のある支援という意味であり、実現するためには、本書で述べられているような多くの側面について評価していくことが不可欠である。

　本書には、自閉症スペクトラム障害の診断・評価に必要なアセスメントがほとんど余すことなく紹介されているが、残念なことに日本で開発された検査が紹介されていない。その1つに、Pervasive Developmental Disorders Autism Spectrum Disorders Rating Scale – Text Revision（PARS-TR: PARSテキスト改訂版）（一般社団法人 発達障害支援のための評価研究会、2008, 2013、http://www.spectpub.com/）がある。これは親や養育者への面接から得られた情報をもとに専門家が評価する検査である。幼児から成人までを対象とし、幼児期の症状が最も顕著であった時期と現在の評点をそれぞれ算出してASDの可能性の判定を行うことができる。同時に、現在の評点から支援ニーズを把握できるようになっており、治療や福祉的支援をしていくうえで非常に有用なツールである。PARS幼児期項目の評定は、本書で紹介されているADI-Rとの高い相関が報告されており[注1]、信頼性・妥当性も高い。また、実施時間が30〜60分と短く、日本の医療や福祉の現場において使用しやすい。

　もう1つ残念なことは、本書で紹介されている検査のいくつかは日本語版が存在せず、実施することができないことである。自閉症スペクトラム障害における、エビデンス・ベースト・プラクティスには、正確な包括的アセスメントが不可欠である。今後、こうした検査の日本語版が開発され、よりよい自閉症スペクトラム障害への支援が実現することを心より願っている。

本書の出版に当たり、下記の方々に御礼を述べたい。臨床や研究で多忙な中、各章の翻訳を担当してくださった、稲田尚子氏（東京大学附属病院こころの発達診療部）、髙橋絵美子氏（世田谷区子ども部）、植田みおり氏（こども発達センター）、井潤知美氏（大正大学人間学部）、平林ルミ氏（日本学術振興会特別研究員PD（東京学芸大学））、梶奈美子氏（東京大学附属病院こころの発達診療部）、三宅篤子氏（国立精神・神経医療研究センター精神保健研究所）。最後に、ともすれば遅れがちな翻訳および監訳の作業を叱咤激励してくださり、またレイアウトなどについても細やかな心遣いをしてくださった東京書籍の担当大山茂樹氏に、心より感謝申し上げたい。

　　2014年1月

　　　　　　　　　　　　　　　　　　　　　　　　　　　　黒田　美保
　　　　　　　　　　　　　　　　　　　　　　　　　　　　辻井　正次

注1：文献　Ito H, Tani I, Yukihiro R, et al (2012) Validation of an interview-based rating scale developed in Japan for pervasive developmental disorders. *Res Autism Spectrum Disord 6*, 1265-1272.

第1章
概　　説

　自閉症スペクトラム障害（ASD）は、その有病率は人口の約1％とされ、児童期の障害の中で最もよくある障害の1つである（CDC, 2007a, 2007b）。複雑な遺伝要因による生涯にわたる神経発達障害として定義され、ASDの症状は発達早期に現れる。ASDの子どもの親の80～90％が、子どもの発達を最初に心配したのは子どもの2歳の誕生日、多くはそれより以前であったことが親の回顧報告に基づく研究によって示されている。しかしながら、より早期に発達面に心配が生じていたにもかかわらず、診断を受けた年齢の平均は依然として3歳以降である（Chawarska et al., 2007）。一方で、熟練した臨床家が18～24か月で診断をする場合、その診断の安定性は80～90％とかなり高いことがわかっている（Chawarska et al., 2009）。このことは、最初に心配が生じてから実際に子どもに何らかの支援が開始されるまでの期間に、極めて憂慮すべきギャップがあることを強調している。この理由として、最前線で働く臨床家（訳注：米国の制度では、医師以外に、博士号をもつASD専門の心理士も診断ができる）がASDの早期兆候に対する意識が乏しいことがあげられる。これらの事実は、臨床家はASDの早期兆候を学び、それに気づくための訓練が必要であることを示している。それにより、子どもは効果的に評価され診断を受けることができる。そして、その場合

注　意

ASDの子どもの親のほとんどは、子どもの発達について2歳の誕生日前に心配を抱いているが、診断・評価が行われるのは平均1年以上後である。専門家は、親の心配が妥当なものであるかどうかを確認するだけでなく、すぐにアセスメントをしてASDリスクの可能性を同定することに、特に注意を払うべきである。

のみ、子どもは最適な予後につながる超早期の集中的な介入を受けられるのである (National Research Council, 2001)。

診断基準

　ASDの原因は、生まれつきの神経生理学的なものと考えられているが、いまだに行動上の症候学に基づいた診断がなされている。現在の診断基準は、DSM-IV-TR (APA, 2000) の広汎性発達障害 (PDD) というカテゴリーに分類され、下位診断群として、自閉性障害あるいは自閉症、アスペルガー障害あるいはアスペルガー症候群、レット障害、小児期崩壊性障害 (CDD)、特定不能の広汎性発達障害 (PDD-NOS) が含まれている。PDDの5つの下位診断群はすべて、以下の下位領域に関する行動特徴を示す。

　⑴ 対人的相互反応の障害
　⑵ 意思伝達の障害
　⑶ 行動、興味および活動の限定された反復的で常同的な様式

　PDDの中で最も典型的な障害である自閉性障害の診断基準は、対人的相互反応領域の診断項目に少なくとも2項目該当し、3つの下位領域全体で少なくとも6項目該当し、発達の遅れや異常が3歳以前に現れることとされている。

お急ぎ参照 1.1

DSM-IV-TRにおける広汎性発達障害

自閉性障害	Autistic Disorder
アスペルガー障害	Asperger's Disorder
レット障害	Rett's Disorder
小児期崩壊性障害	Childhood Disintegrative Disorder
特定不能の広汎性発達障害	Pervasive Developmental Disorder, Not Otherwise Specified

アスペルガー症候群

　アスペルガー症候群の診断はより複雑である。DSM-IV-TR は、アスペルガー症候群について、対人的相互反応と行動の限定的・反復的・常同的様式の 2 つの領域に障害が認められるが、自閉性障害の完全な基準は満たさないと定義している。さらに、基準では、生後 3 年間に言語、認知、自己管理の適応スキルの発達に臨床的に明らかな遅れがないことと定めている (APA, 2000)。しかしながら、多くの臨床家は DSM-IV-TR の本文を読まずに、診断項目の表だけを用いる。その場合、「生後 3 年間に」という重要な文章が見落とされ、結果として、その当時認知、適応、言語能力にほぼ確実に障害を示していた年長者は、アスペルガー症候群の誤診を受けることになる (Klin et al., 2007; Saulnier & Klin, 2007)。

　さらに、本文ではなく診断項目の表だけを参照するならば、限局した興味についての記述——興味のあるものへの強い没頭は他の PDD と比べてアスペルガー症候群に特異的な傾向がある——も同じように見落されるであろう。これらの分類基準は、臨床的にも研究上も非常に多くの議論を引き起こし、その結果、アスペルガー症候群の診断においてとても大きなばらつきが生じることとなった。診断の定義のばらつきと一貫性のなさにより、アスペルガー症候群は、近刊予定の DSM-5 (APA, 2010、訳注：2013 年 5 月に DSM-5 は米国で出版された) から最終的に除外されることになったが、これには議論がないわけではない (Wing, Gould, & Gillberg, 2011)。

　アスペルガー症候群の人たちについて厳密に学び研究したことがある臨床家や研究者は、彼らが多弁で対人的動機づけをもち、興味のあることに強くこだ

注　意

PDD の下位診断を決定するために、臨床家が単に DSM-IV-TR の診断基準の表のみに頼ることに警鐘が鳴らされている。アスペルガー症候群を他の PDD から最も区別する特徴の記述は、DSM-IV-TR の診断基準の表の中にではなく、DSM-IV-TR の本文の中にあるからである。

> **注 意**
>
> アスペルガー症候群に対するよくある誤解は、すべての人にあてはまるわけではない以下の特徴である。
>
> - 認知機能障害がない
> - 非言語性IQよりも言語性IQの方が高い
> - 対人的な意図や他者と関わろうという動機づけを有している
> - アスペルガー症候群は"軽度の自閉症"である

わることから、この下位診断群は、他のPDDと質的に異なると常々考えている。皮肉にも、これらの特徴が鑑別診断において最も大きな混乱を引き起こす場合がある。アスペルガー症候群の人たちは、認知機能障害がない、非言語的IQよりも言語性IQが高い、対人的意図を有する、対人関係の障害が軽いか微妙である、固執的な興味を有する（例："きかんしゃトーマス"など）——列車の話題に関する情報を強迫的に集めることではなくキャラクターやビデオに"夢中に"なることと混同されている——、などと一般的に誤解されている。彼らは、障害が軽度で、支援なしで社会生活を送ることができると思われており——これらは、多くの場合当てはまらないのは確実である——、これらの誤解は、アスペルガー症候群の人たちの予後にマイナスの影響をもたらす可能性がある。

　アスペルガー症候群を定義づけるのは、これらの行動の単独の一側面ではなく、発育歴を含む行動の全側面である。幼児期早期には、アスペルガー症候群の子どもの社会性の弱さは、言語発達の早熟さ、自分で読める程度に数字や文字が定着すること、限局した興味が急速に成長すること、といった他の発達分野における相対的な強みによって見逃されることがしばしばある。概して、これらの子どもたちは、本人の能力をはるかに超える社会性を要求される環境におかれて初めて、支援の必要性に気づかれるのである。

　学齢期には、アスペルガー症候群の子どもは、仲間と関わることへの対人的動機づけが高いことが多いが、しばしば、やりとりに不適切に参加したり、やりとりにうまく参加するための適切な対人的認識が欠けていたりする。一方で、彼らは、仲間と関わる試みが失敗したことに気づく能力を十分にもっているの

> **注 意**
> 自閉症と異なり、アスペルガー症候群は、2～3歳で発見されることはめったにない。なぜなら、幼児期早期では、アスペルガー症候群の幼児が抱える社会性の弱さが、言語発達の早熟さ、数や文字を好むこと、興味のある事柄に関する情報を集めることなどによって、しばしば見逃されてしまう。そして、幼稚園のような社会的環境におかれて初めて、彼らが抱えている実際の社会性の障害に気づかれる。そのため、臨床家は、言語と認知能力に強みをもつ幼児に対する社会性の障害のスクリーニングに特に注意を払う必要がある。

で、不安、抑うつ、孤立のリスクが高くなる。自閉症の子どもの場合は、より受身的な対人関係をとる傾向がある。つまり、自閉症の子どもは、直接的なやりとりに対して確かに適切に応答することが多いが、仲間とのやりとりを自分から開始することは少ないのである。さらに、自閉症の人の自己意識はより障害されており、対人経験の失敗への気づきが乏しいことが不安、抑うつ、孤立のリスクの緩衝材となる役割を果たしている。それゆえ、前に強調したように、他のPDDからアスペルガー症候群を区別する際には、対人的動機づけの有無については、孤立しているかどうかで解釈されるべきではない。

> **重 要**
> ASDの中でも特に、わずかな対人的気づきを有するアスペルガー症候群は、うつや不安といった気分障害を併存するリスクが高い。これらの症状は、早くて学齢期に現れるが、多くの場合、青年期や成人期に顕在化する。そのため、その年齢期に応じて注意深く観察したり治療をすべきである。

特定不能の広汎性発達障害

　PDD-NOSの診断には、対人的相互反応領域の障害（つまり、下位領域1の症状）および残り2つの下位領域のうち少なくとも1つの領域の障害が必要である。したがって、現在の分類基準では、PDD-NOSの診断をするためには、常同的な行動（つまり、下位領域3の症状）を示す必要はない。しかしながら、DSM-5で提案されたASDの診断基準では、常同的な行動が現在または過去に少なくとも2つある必要がある（表1.1参照）。このことにより、現在PDD-NOSの診断を受けている人たちについて、他のPDDの人たちと同程度のサービスを受けるに値するのかという疑問が生じるなど、彼らに影響が及ぶのはほぼ確実である。

お急ぎ参照 1.2

アスペルガー症候群とその他のPDDとの区別

アスペルガー症候群
- 障害されていない、あるいは、早熟な言語によって特徴づけられる早期の発達歴
- 著しく多弁で、一方的な会話
- 対人的やりとりを効果的にすすめる能力は欠如しているが、対人的動機づけは高いこと
- 非言語性能力よりも言語性能力に強みを示すこと —— 診断的ではないが！
- 限局した興味 —— 興味ある事柄の情報収集を含む興味への没頭、および、興味のある事柄に関する話題が会話ではかなりの割合を占めること

自閉症、PDD-NOS
- 言語の重篤な遅れ／障害によって特徴づけられる早期の発達歴
- 発話が限定されている、および／あるいは、常同的な言語（例：エコラリア、同じせりふのくり返し）
- 対人的受動性 —— 対人的やりとりを開始するよりもむしろ仲間を観察しがちであること
- 言語性能力よりも非言語性能力に強みを示すこと
- 固執的な興味 —— 過度に繰り返されるもの／動き／活動への固着、および、興味から切り替えることへの困難性

表1.1 DSM-IVとDSM-5で提案されている自閉症スペクトラム障害の診断基準の比較

	DSM-IV	DSM-5
カテゴリー	広汎性発達障害（PDD）	自閉症スペクトラム障害
カテゴリー下位診断群	1. 自閉性障害 2. アスペルガー障害 3. 特定不能の広汎性発達障害（PDD-NOS） 4. レット障害 5. 小児期崩壊性障害	なし
症状の下位領域	1. 相互的対人反応の障害 2. 意思伝達の障害 3. 行動、興味および活動の限定された反復的で常同的な様式	1. 対人コミュニケーションおよび相互的対人反応の障害 2. 行動、興味および活動の限定された反復的な様式
診断基準	1. 自閉性障害＝障害が3つの下位領域すべてに認められ、対人的相互反応領域の診断項目に少なくとも2項目該当し、3つの下位領域全体で少なくとも6項目以上該当する 2. アスペルガー障害＝相互的対人関係領域の障害および限定的な行動領域の障害があるが、3歳までの言語、認知、適応、自助スキルには遅れがない。また、自閉性障害の診断基準は満たさない 3. PDD-NOS＝対人関係領域の障害、および、意思伝達領域および／あるいは限定的な行動領域の障害がある。また、自閉性障害の診断基準は満たさない	1. ASD＝対人コミュニケーションおよび相互的対人反応領域の診断項目に3つ該当する、および、行動の限定された反復的な様式領域の4つの診断項目中少なくとも2つ該当する 2. 症状は、幼児期早期に現れる必要がある（たとえ、社会的要求が子どもの社会性の機能水準を超えるまで十分に明らかにならないとしても）

レット障害と小児期崩壊性障害

　レット障害と小児期崩壊性障害（CDD）は、いずれも発達に退行が生じるという、退行する種類のまれな障害であり、彼らの行動上の所見は自閉症と類似している。レット障害では、胎児期、周産期の発達は一見正常であるが、5～48か月の間に、運動発達や対人的やりとりに退行がみられる。また、頭囲の発育が遅くなり、手洗い／手もみといった衒奇的運動が出現する。レット障害がその他のPDDすべてと異なる点は性比であり、レット障害は主に女性に多いのに対し、残りのPDDは全体的に男性が女性の4～5倍である。また、MECP2遺伝子の突然変異は、大多数のレット障害のケースで確認されている(Van Acker, Loncola, Van Acker, 2005)。

　CDDは、初期発達が生後2年間と3年目以降で分けられ、生後3年目以降に、次に述べる領域のうち少なくとも2つに、すでに獲得したスキルの臨床的に明らかな喪失がある：表出性または受容性言語、対人的スキル、適応行動、排泄スキル、遊びスキル、運動発達。退行は10歳までに起きる必要があるが、多くの場合、退行は2歳から3歳の間に起きる(Volkmar, Koenig, & State, 2005)。退行が起きると、CDDの子どもには、自閉症状に加え、重度の知的障害がみられることがしばしばある。CDD発症の誘因として、就学前の幼児によくあるものとして、心理社会的なストレッサーが関連している（原因ではない）という研究知見があるが、CDDの病因や誘因についてはほとんどわかっていない。心理社会的ストレッサーには、きょうだいの誕生、家族の死、重篤な入院生活などが含まれる(Volkmar, Koenig, & State, 2005)。ASDケースの中にも、約10％に起こり、2歳前にスキル発達の喪失や停滞がみられると報告されている退行性自閉症があるが、CDDとは混同してはならない。退行性自閉症の子どもは、退行が起き

重要

レット障害は、男性より女性に多いという点で、ASDと区別される。これには、MECP2遺伝子の突然変異が関与している。生後1年目における運動発達の早期退行、頭囲成長の遅滞がみられる。

> **重要**
> 小児期崩壊性障害が、退行性自閉症と区別される点は、獲得したスキルの退行が2歳以降に起きること、言語、対人的機能、自助スキル、運動スキル、遊びスキルを含む発達面の多くの領域で、退行後にかなりの遅れがみられることである。

たCDDの子どもと同様の障害が現れるわけではない。しかし、退行性自閉症についても、退行のない自閉症とどのように区別するのかについてもほとんどわかっていない。繰り返すと、ASDは神経発達障害であり、その症状は生後数年間で現れる。こうして、18～24か月頃の対人コミュニケーションと行動スキルの発達プロセスの逸脱は、ASDで予想されることであるが、しばしば退行として誤解されることがある。

DSM-5

　近年、PDDはスペクトラム（連続帯）の障害として捉える方向に変化してきている。つまり、診断の際、カテゴリカルなものとしてアプローチするのではなく、ディメンジョナルなものとしてアプローチするように診断概念が変更されてきている。こうして、典型的には、自閉性障害、アスペルガー症候群、およびPDD-NOS（レット障害とCDDはあまり知られていない）を意味する、自閉症スペクトラム障害（ASD）の用語が用いられることがより一般的になっている。
　2013年に刊行のDSM-5では、自閉症スペクトラム障害という診断カテゴリー

> **注意**
> 自閉症は、その症状（つまり、行動発達の逸脱）が生後2年目に現れる神経発達障害である。この症状の顕在化がスキル発達の退行として誤解される可能性がある。

> **重 要**
> 自閉症スペクトラムの人たちの臨床像は、幅広い多様性を示すにも関わらず、5つのPDDに共通する症状は、すべて"社会性の障害"である。

に変更するように提案された（2010年APA発行の表1.1参照）。これらの変更により、この本では、特定の下位診断群ではなく、幅広い自閉症スペクトラム全体に焦点を当てることにする。一方で、ASD全体ではなく1つの下位診断群（例：アスペルガー症候群）により関連している特定の症状を分析するメリットがある場合には、下位診断群に焦点を当てる。

　自閉症スペクトラムの人は、同じスペクトラム診断の範疇に入っていても、それぞれが個別の臨床像を示す。症状の現れ方は類似しているというよりむしろ多様であり、それらは主となる障害の結果として生じている。つまり、5つすべてのPDD、あるいはASDに共通する症状は、社会性の障害や社会生活を自立して送っていくための能力の乏しさの結果であり、基本的な対人関係スキルの重篤な障害、対人的やりとりのニュアンスを解釈する能力の微妙な脆弱性、あるいは、それらの間のヴァリエーションとして現れる。これらの社会性の障害は、その他の発達障害に観察される社会性の発達の脆弱性とは質的に異なっており、より重篤である。

　この本の中で、社会性の障害と社会性発達の単なる遅れとを実際に区別するASD症状を同定するプロセスのモデルについて述べる。例えば、特にDSM-5の変更について、前述したように、ASDの下位診断群間の違いではなく、ASDとその他の神経発達障害との鑑別により焦点を当てる。多面的な診断・評価における幅広い経験をえる際には、私たちは、アセスメント、診断、解釈、報告書作成という包括的な発達的アプローチを採用する。第2章のはじめに、認知的かつ発達的機能のベースラインを得る必要性について議論する。第3章では、対人的やりとりの本質はコミュニケーションであるため、発話、言語、コミュニケーションのアセスメントが診断プロセスにどのように情報を与えるのかについて概観する。この内容は、異常行動や問題行動がしばしばコミュニケーショ

ン機能の障害の結果として生じることを述べている第4章に自然に移行し、それゆえ、異常行動や問題行動を機能的にアセスメントした上で、それらをより適応的なコミュニケーションの手段に置き換えていく必要性を強調している。

　第5章と第6章では、生育歴に関する情報収集、自然な文脈における対象の観察、対人的やりとりと遊びを通した直接的な行動観察から成る診断・評価について概観する。第7章では、ライフステージを通して、ASDの診断・評価に紹介されたケースについて、よくある鑑別および併存症に焦点を当てる。最後に、第8章では、2つの事例——幼児期の事例と学童期の事例——をあげて、包括的診断・評価のモデルから報告書に統合するプロセスを述べて結びとする。私たち著者は、このモデルがこの分野を学び始めたばかりの、これから急成長する臨床家、および、増えつつあるASDに接する機会があり、引き続きどのように効果的にリスクを発見し、診断し、紹介するのかに関する知識を求めている熟練した臨床家の両方にとって、役に立つことを願っている。

参考文献

American Psychiatric Association. (2000). *Diagnostic and statistical manual of mental disorders* (4th ed., text rev.). Washington, DC: Author.
American Psychiatric Association. (2010). *DSM-5 development: Autism spectrum disorder.* Retrieved September 28, 2011 from http://www.dsm5.org/ProposedRevision/Pages/proposedrevision.aspx?rid=94
Centers for Disease Control and Prevention. (2007a). Prevalence of autism spectrum disorders: Autism and developmental disabilities monitoring network, 6 sites, United States, 2000. *MMWR Surveillance Summaries 56*:1-11.
Centers for Disease Control and Prevendon. (2007b). Prevalence of autism spectrum disorders: Autism and developmental disabilities monitoring network, 14 sites, United States, 2002. *MMWR Surveillance Summaries 56*:12-28.
Chawarska, K., Klin, A., Paul, R., Macari, S., & Volkmar, F. (2009). A prospective study of toddlers with ASD: Short-term diagnostic and cognitive outcomes. *Journal of Child Psychology and Psychiatry, 50*(10), 1235-1245.
Chawarska, K., Paul, R., Klin, A., Hannigen, S. Dichtel, L.E., & Volkmar, F. (2007). Parental recognition of developmental problems in toddlers with autism spectrum disorders. *Journal of Autism and Developmental Disorders, 37*(1), 62-73.
Klin, A., Saulnier, C.A., Sparrow, S.S., Cicchetti, D.V., Volkmar, F.R., & Lord, C. (2007). Social and communication abilities and disabilities in higher functioning individuals with autism spectrum disorders: The Vineland and the ADOS. *Journal of Autism and Developmental Disorders, 37*, 748-759.

National Research Council. (2001). *Educating children with autism*. Washington, DC: National Academy Press.

Saulnier, C.A,. & Klin, A. (2007). Brief report: Social and communication abilities and disabilities in higher functioning individuals with autism and Asperger syndrome. *Journal of Autism and Developmental Disorders, 37*, 788-793.

Van Acker, R., Loncola, J.A., & Van Acker, E.Y. (2005). Rett syndrome: A pervasive developmental disorder. In F.R. Volkmar, R. Paul, A. Klin, & D. Cohen (Eds.), *Handbook of autism and pervasive developmental disorders* (pp.126-164). Haboken, NJ: Wiley.

Volkmar, F.R., Koenig, K., & State, M. (2005). Childhood disintegrative disorder. In F.R. Volkmar, R. Paul, A. Klin, & D. Cohen (Eds.), *Handbook of autism and pervasive developmental disorders* (pp.70-87). Haboken, NJ: Wiley.

Wing, L., Gould, J., & Gillberg, C. (2011). Autism spectrum disorders in the DSM-V: Better or worse than the DSM-IV? *Research in Developmental Disabilities, 32*(2), 768-773.

第2章
機能水準のアセスメント

　発達の様々な側面の機能水準に関するアセスメントは、診断・評価の基本的な要素である。臨床家は、診断を伝えるため、そして、より重要なのは治療と介入の方法を伝えるために、その人のもつ強みと弱み、すなわち個人の能力のプロフィールについて包括的に理解しておく必要がある。

　自閉症スペクトラム障害（ASD）の人の臨床像の重要な側面は、生涯を通して変わりうる発達、認知、行動、神経心理学的なプロフィールを含む機能水準の変動性である。したがって、発達の様々なステージ、特に、重要な移行の時期に近づく時（例：最初の心配や診断/教育的環境や学校への入学や卒業/思春期と青年期の間の著しい行動の変化/成人期への移行）に、スキルのプロフィールの十分な評価をすることが肝要である。個人の強みと弱みを特定することは、その時点で、その人の能力に最も合っている治療と介入の方法を伝える助けとなる。

お急ぎ参照 2.1
包括的な評価をする時
- 最初の心配、あるいは診断が必要な時
- 教育的環境/学校に入学、卒業する時
- 著しい行動の変化がある時
- 思春期/青年期
- 成人期への移行

検査の選択

　ASDの人を評価をする時、個人の総合的な機能水準に合わせた、適切な検査を選ぶことが大切である。考慮すべき要素として、教示の理解と応答の両方に必要とされる言語スキルの水準、教示の複雑さの程度、最適な注意と行動をひきだすために必要とされる構造と支援の程度、課題に必要な時間と運動、社会的要求が課題遂行を妨げる程度などが含まれる。適切な結果を得るには、過度なストレスがない状態で実施し、最良のスキルを明らかにする必要がある。

　心理学の分野では、知的能力の低い人の標準的なデータに基づいて標準化された検査で、実際に認知の遅れを測定できるものはほとんどない。したがって、臨床家は信頼性と妥当性を含めた、それぞれの検査の知識をもっておく必要がある。明らかな認知、そして/あるいは言語の障害のある人を検査する時はしばしば、標準得点や全般的なIQを得ることは難しい。それでも、個人の強みと弱みを確認することは、いくつかのスキルや精神年齢を調べることによって可能であり、それは治療教育の計画に役立つ。表2.1に示されたスキルは、発達、認知、神経心理学のアセスメントの中でよく評価されるものである。ここで注意すべきは、神経心理学の領域に入っている行動を診断・評価の中でアセスメントすることができるが、包括的な神経心理学の評価は、必ずしもすべてのASDの人に必要なわけではないということである。

　個人の機能水準を正しく評価するために、検査をする前に情報を集めること

お急ぎ参照 2.2

ASDの人のアセスメントをする上での課題

- 広範な症状の出現
- 様々な機能の水準
- 様々な機能のプロフィール
- 環境、人、構造化の水準によって、表現や課題遂行に一貫性がない
- 時間経過に伴う機能のプロフィールの変化

表 2.1 発達、認知、神経心理学の過程

発　達	認　知	神経心理学
受容言語	言語的推論	注意：転導性、持続性
表出言語	空間推理	実行機能
視覚的推理	知覚推理	衝動コントロール
視覚的記憶	処理速度	聴覚記憶
微細運動	視覚的スキャン	視覚記憶
粗大運動		ワーキングメモリー
		精神運動の調整
		感覚知覚
		視覚学習
		言語学習

は有用である。情報を集めるとは、両親に面接をすることや、以前の評価の報告書を参照すること、学校や外部機関と話し合うこと、もしくはこの本の次の章に書いてある直接観察をすることなどである。これらの情報が得られたとしても、実際の検査というものは予想し難いものであり、臨床家はアセスメント中に検査を変えたり、様々な検査の下位検査を駆使する用意をしておく必要がある。

　次の節では、診断・評価の一部として、発達、認知、神経心理学のアセスメントの実施過程を概観する。この章は、それぞれの検査の心理測定の特徴の詳細説明をするのではなく、ASDの人の評価に役立つことがわかっており、共通する強みと弱みのプロフィールが見出せるアセスメントツールを概説する。

注　意

ASDの発達、認知、言語スキルを評価する検査を選ぶ場合、実際の年齢ではなく、機能水準を基準とするべきである。ASDのない人に適する多くの検査は、ASDの人にとっては言語的要求が多すぎるし、また、複雑すぎる。

発達検査と発達早期の認知検査

　発達検査は、基本的には、とても年齢の低い子ども（乳幼児、未就学児）のスキルを評価する。評価されるスキルは、感覚、運動、言語、知覚推理、視覚的記憶である。最も共通して使われる検査は、Mullen Scales of Early Learning（マレン早期学習検査）(Mullen, 1995)や Bayley Scales of Infant and Toddler Development, Third Edition（Bayley-Ⅲ: ベイリー乳幼児発達検査 第3版）(Bayley, 2005)である。早期発達において、スキルは変わり続けていくので、早期の発達をもとに将来の機能水準（例：認知）の解釈や予測することは控えることが大切である。それでもなお、得られた得点（標準得点と相当年齢ともに）は、経時的変化と同時に治療プログラムの効果を調べるのに有効である。

　マレン検査は、受容言語、表出言語、微細運動、粗大運動、視覚的受容の5つの発達領域を測っている。粗大運動を除くすべての下位領域は、誕生から68か月までを評価でき、粗大運動は誕生から33か月までを評価できる。初期学習合成点という全体的な値を得ることもできるが、ASDでは通常下位領域間の値に乖離がみられるので、多くの場合、この全体的な値は領域ごとの値ほど有用な情報ではない。マレン検査は、道具の多くは使いやすく、項目は各領域の中で明確に整理されており、実施と採点がしやすい。

　マレン検査は、国のデータベース（例：National Database for Autism Research と Simons Foundation Autism Research Initiative）が共同科学研究データ収集のための検査とするほど ASD の臨床研究に広く使われている。ASD の乳幼児を対象とした研究では、24か月の早期に診断され4歳過ぎまで経過観察をした子ど

注　意

臨床家は、発達のアセスメントから得られる得点を基に、将来の機能水準についていかなる解釈や予測もすることを避けるべきである。例えば、2歳で発達の遅れが認められたからといって、必ずしも後の年齢で認知の遅れが認められるというわけではない。このことは、親に口頭でフィードバックする時も報告書で述べる時も伝えるべきである。

もたちのマレンの値には顕著な改善がみられたことが示されている（Chawarska et al., 2009; Klin et al., 2008）。発達面と言語面での遅れがあると診断された子どもたちも、集中的な早期介入をすることで小学校までにこれらの遅れを小さくすることができた。これらの子どもたちのほとんどは、後の発達の評価においてもASDではあったが、認知障害がほとんどないほどに彼らの予後は大きく改善した。これらの結果は、良好な予後には早期発見と集中した介入が重要であることをを強調している。

　ベイリー検査は、認知、言語、運動、社会的感情、適応の発達を測っており、1か月から42か月までの子どもたちに使用される。また、子どもに追加検査が必要かを決めるために、スクリーニング検査があり、さらに、両親に子どものための計画をたてる助けとなる養育者レポートがある。マレンと同様に、ベイリーの検査用具も子どもにとても使いやすく、第3版は以前の版に比べ、簡易化されたスコアリングの基準となっている。しかし、年齢の範囲はマレンほど高くはなく、ベイリーの第2版は、運動を他の広範な心理指標から分化している以外、発達水準による項目の分類をしていない。その結果、多くの臨床家や研究者が、ASDのより特化した発達のプロフィールを得るためにマレン検査を使うようになった。一方で、Bayley-Ⅲ（ベイリー乳幼児発達検査 第3版）は、

お急ぎ参照 2.3

発達と早期の認知検査

- Mullen Scales of Early Learning　マレン早期学習検査（Mullen, 1995）
- Bayley Scales of Infant and Toddler Development, Third Edition（Bayley-Ⅲ）
  ベイリー乳幼児発達検査 第3版（Bayley, 2005）
- Wechsler Preschool and Primary Scales of Intelligence, Third Edition（WPPSI-Ⅲ）
  WPPSI（ウィプシー）知能検査 第3版（Wechsler, 2002）
- Differential Ability Scales, Second Edition, Early Years（DAS-Ⅱ Early Years）
  弁別能力検査 第2版 早期用（Elliott, 2007）
- Stanford-Binet Intelligence Scales for Early Childhood（Early SB5）
  スタンフォード・ビネー幼児知能検査（Roid, 2003）

より分化した値が得られるようになっている。

　Wechsler Preschool and Primary Scales of Intelligence, Third Edition（**WPPSI-Ⅲ知能検査**）(ウィプシー)(Wechsler, 2002) は、未就学児の早期の認知スキルを測る。2歳6か月から7歳3か月までを対象とし、WPPSI-Ⅲは乳児には適用されない。また、この検査は、多くを言語で求められるため、課題を遂行するには、子どもたちは年齢の範囲の中で、中等度の言語使用の力と理解力をもつことが必要になる。もし下位検査において有効な値が得られたら、その時はWPPSI-Ⅲは早期の言語と非言語推理の能力について価値のある情報を与えてくれ、同時に情報処理の速度の情報も与えてくれる。しかし、マレン検査やベイリー検査のような早期の運動スキルのアセスメントはできない。

　小さい子どもに検査をする時に、留意すべき重要点は、ほとんどの子どもたちは長い時間、机について椅子に座り、課題に連続して答えることに慣れていない。したがって、動機づけと注意を維持するために、例えば、自然な強化因子や、頻繁な休憩などの方策をとることがしばしば役に立つ。また、発達の遅れをもつ多くの子どもたちにとって、明らかな問題行動は、指示に応じる子どもの能力を妨げてしまう。問題行動には、逃避や回避行動、泣く、叫ぶ、かんしゃくを起こす、自傷、急に怒る、攻撃的な行動をすることが含まれる。これらの場合、重要なことは、コミュニケーション障害や低いストレス耐性など、行動の誘因を観察することである。もし検査者が言語や課題の要求の仕方（例：短い言葉で話す、頻繁にほめる）を修正したら、それらの行動は弱めることができる。そのために、子どものニーズを理解し、応え、対処することが必須である。めっ

重 要

検査をすることが不可能な子どもは1人もいない。問題行動や顕著な遅れは標準値を得ることを妨げてしまうかもしれないが、それでもアセスメントから発達のプロフィールに関する価値ある情報を得ることができる。さらに、顕著な行動上の困難をかかえる子どもの検査結果は、子どもの本当の発達や認知の潜在能力を反映しないかもしれないが、子どもの現在の機能水準を表しており、介入のプログラムを伝えるためにとても重要である。

認知のアセスメント

　認知をどう定義するかは、様々な概念がある。多くの検査は、Cattell-Horn-Carroll（CHC）(McGrew, 2005) の認知能力の理論に基づいている。これは、一般知能 "g" に至る認知の 3 層構造の包括的分類である。"g" 全体が包括する主要な要素は、流動性推論（帰納的、演繹的論理）、知識、短期記憶、視空間処理（例：視覚イメージを変換する能力、視覚情報を順序づける能力、視覚パターンを認識する能力）、聴覚的処理（例：聴覚入力を調整する能力、重要な聴覚入力とそうでないものを区別する能力）である。認知の主要な理論にそって、ほとんどの認知検査は、前述したような処理過程を測る下位検査や指標がある。

　最も一般的に使われている認知検査は Wechsler（ウェクスラー）検査：Wechsler Preschool and Primary Scales of Intelligence, Third Edition（WPPSI-Ⅲ 知能検査、2 歳 6 か月から 7 歳 3 か月）；Wechsler Intelligence Scale for Children, Fourth Edition（WISC-Ⅳ 知能検査、6 歳から 16 歳 11 か月）；Wechsler Adult Intelligence Scale, Fourth Edition（WAIS-Ⅳ 知能検査、16 歳から 89 歳）である。ウェクスラー知能検査は、言語理解、知覚推理 / 組織化、注意記憶 / ワーキングメモリー、処理速度の指標得点（群指数 / 合成得点）で認知能力を構成している。全検査 IQ は、3 つのウェクスラー知能検査すべてで得られるが、発達検査と同様に、ASD の認知プロフィールにみられる乖離のために、

重　要

認知のプロフィールに乖離がみられたならば、複合された IQ 値（例：全検査 IQ）は多くの場合、個人の下位検査のプロフィールよりも意味がない。大きな乖離が合成得点や下位検査の評価点にみられた場合、全体的な値の解釈について注意が必要であることを述べなくてはならない。

多くの場合、全体的なIQは解釈不能である。群指数／合成得点や下位検査間に顕著な乖離が認められた場合、全検査IQの報告において臨床家は、全体的値を一般化することには注意が必要であることを述べるべきである。

運動スキルを直接測る認知検査はないが、多くの場合下位検査に運動の要素が含まれている。このスキルを見る必要性は、運動操作に弱さがある人の多くには、ある認知課題の遂行において苦手さがみられるが、それはスキルの欠如というよりも運動が負担となるからである（例：視知覚ではなく微細運動の問題による、ウェクスラー知能検査の積木模様の苦手さ）。このことが示すように、臨床家が検査中に質的な観察をすることが必要であり、これにより能力についての適切な解釈が可能になる。

その他の一般的に使われている検査は、Stanford-Binet Intelligence Scales, Fifth Edition (SB 5: 田中ビネー知能検査V) (Roid, 2003)、Differential Ability Scales, Second Edition (DAS-Ⅱ:弁別能力検査 第2版) (Elliott, 2007)、Kaufman Assessment Battery for Children, Second Edition（日本版KABC-Ⅱ: K-ABC心理・教育アセスメントバッテリー第2版）(Kaufman & Kaufman, 2004)、Kaufman Adolescent and Adult Intelligence Test (KAIT: カウフマン青年・成人用知能検査) (Kaufman & Kaufman, 1993)、Woodcock-Johnson Tests of Cognitive Abilities, Third Edition (WJ-Ⅲ: ウッドコック゠ジョンソン認知能力検査 第3版) (Woodcock, McGrew, & Mather, 2001) である。すべての検査に求められている言語と概念は、スペクトラム上の人たち、特に機能の低い人にとって、包括的な検査の遂行の妨げとなることがあるにもかかわらず、それぞれの検査は、ASDの人の能力のア

お急ぎ参照 2.4

Differential Ability Scales, Second Edition（弁別能力検査 第2版）をASDの人に行うことで、以下を含めて多くの利点がある。
- 課題のやり方のモデルを示したり、誤りを正すことのできるティーチング項目がある。
- 幼児期と学齢期の両方に適用年齢を超えた標準値が用意されている。
- 課題の終了ポイントを変えることができる。

セスメントにおいて重要な部分を占めている。

　DAS-IIは認知検査の中でユニークな検査で、一般的知能の程度や"g"よりもむしろ、認知の強みと弱みのプロフィールを明らかにする特徴のある下位検査の値に理論的焦点を当てている。DAS-IIの下位検査が測ることのできる能力は、各年齢帯の教育的ニーズに直接関係しており、結果を教育や治療計画に活かせる点で有用である。

お急ぎ参照 2.5

学齢期と成人期の認知検査

総合的な認知検査

- Wechsler Intelligence Scale for Children, Fourth Edition（WISC-IV）
  ウェクスラー児童用知能検査 第4版（Wechsler, 2003）
- Wechsler Adult Intelligence Scale, Fourth Edition（WAIS-IV）
  ウェクスラー成人用知能検査 第4版（Wechsler, 2008）
- Differential Ability Scales, Second Edition（DAS-II）
  弁別能力検査 第2版（Elliott, 2007）
- Kaufman Assessment Battery for Children, Second Edition（KABC-II）
  日本版KABC-II（Kaufman & Kaufman, 2004）
- Kaufman Adolescent and Adult Intelligence Test（KAIT）
  カウフマン青年・成人用知能検査（Kaufman & Kaufman, 1993）
- Stanford-Binet Intelligence Scales, Fifth Edition（SB5）（Roid, 2003）
  スタンフォード=ビネー知能検査V；日本語版：田中ビネー知能検査 V
- Woodcock-Johnson Tests of Cognitive Abilities, Third Edition（WJ-III）
  ウッドコック=ジョンソン認知能力検査 第3版
  （Woodcock, McGrew & Mather, 2001）

非言語性知能検査

- Leiter International Performance Scale, Revised（Leiter-R）
  ライター国際動作性検査（Roid & Miller, 1997）
- Test of Nonverbal Intelligence, Fourth Edition（TONI-4）
  非言語知能検査 第4版（Brown, Sherbenou & Johnsen, 2010）
- Universal Nonverbal Intelligence Test（UNIT）
  総非言語知能検査（Bracken & McCallum, 1998）

より一般的に使われているウェクスラー知能検査よりもDAS-Ⅱの役立つところは、ティーチング項目が含まれている点である。ASDの人は認知課題を完遂できないことがよくあるが、それは能力が欠如しているためというよりもむしろ標準的な教示を理解する力がないからである。したがって、検査者が難しい問題のモデルを示したり教えたり、課題の最初の誤りを正すことができれば、ASDの人は課題の目的をより理解できる。DAS-Ⅱの他の有用点は、幼児期用と学齢期用の両検査において、年齢の高い低機能の子ども、低年齢の高機能の子どもに対して、彼らの能力により適合した下位検査を使ってアセスメントできるように標準値の年齢幅を広げたことである。例えば、幼児期の検査では8歳までの広い標準値、学齢期の検査は5歳の標準値を設けている。最後の特徴として、DAS-Ⅱは、停止ポイントを変えられるようになっている。つまり、検査者は下位検査を終了する場合、終了ポイントまで到達するか、あるいは項目の設定数を完成するかのどちらかを選べるようになっている。これにより、指定された終了ポイントのためにしばしば起こるフラストレーションを低減させることができる。

　ASDの人の認知プロフィールに関する研究のほとんどは、ウェクスラー知能検査を用いて行われている。ASDによくみられるウェクスラー知能検査のプロフィールは、言語理解と知覚推理/知覚統合に比べワーキングメモリー/注意記憶と処理速度の指標の値が低い。多くの場合、言語理解の下位検査の中で"理解"が最も低い評価点となることは、もし、それが社会的推論と問題解決能力を測っているのであれば、驚くにあたらない (Mayes & Calhoun, 2003)。典型的には、"理解"の評価点は、"知識"や"類似"のような、より暗記的な下位検査よりも有意に低くなる。"知識"は、多くの場合、比較的強い下位検査となるが、それは決

重要

ウェクスラー知能検査において、ASDの人は"理解"の下位検査が相対的に弱い傾向にあるが、これは一般的な社会的問題を解決する能力を測るものである。対照的に、実際に知っていることを測る"知識"のような暗記課題や、単語と単語の機械的関連性を答える"類似"などの言語課題は強い傾向にある。

して変わることのない暗記された知識を測るものだからである。ASDの人は非常に具体的な思考をするので、事実を学習したり記憶したりすることに惹かれる。また、"**類似**"も言語性の関係課題であり（例：分類的な関係を同定する）、ASDの人の強みと考えられるが、それは様々な情報を概念的に統合しなくても推論できるからであり、"**語の推理**"も同様である。アスペルガー症候群で、もし常に多弁で言葉の細かいところに焦点が向いているのであれば、"**単語**"は比較的強みであり、実際、アスペルガー症候群の人に検査をした時、臨床家は多様な意味のすべてを含んだ教科書通りの定義を聞くことは珍しくない。

　知覚推理の下位検査の値は、個人のプロフィールによって様々である。"**行列推理**"や"**積木模様**"は、典型的な自閉症で最も高い値になる傾向にある。部分から全体を完成させることや模様を作り上げることは強い領域である。しかしながら、アスペルガー症候群は視知覚や視覚運動統合をかなり苦手としており、その結果、"**積木模様**"は相対的に低い値になる。

　ワーキングメモリーや注意記憶の指標の値は、言語情報を思い出すことが強みか弱みかということによって様々である。機械的な言語的記憶は相対的にはASDの強みであり、"**数唱**"の順唱は、例えば、数唱の逆唱と算数に比べて、より高い値となる。しかしながら、もしワーキングメモリーが乏しければ、その時は、臨床家は"**数唱**"の逆唱、"**算数**"、"**語音整列**"を特によく見る必要がある。"**語音整列**"で気をつけることは、"**語音整列**"の教示は特に煩雑で、臨床家はしばしばそれを中止せざるを得なくなる。これは乏しい記憶力のためではなく、難しい手順を理解するのに必要な言語力のためである。それらの場合、下位検査の"**算数**"が代わりになる。"**算数**"の評価点は、相対的に数学の能力に関係するが、ワーキングメモリーや聴覚的処理スキルの弱さを反映する。したがって、

注　意

"**語音整列**"の教示は非常に煩雑で、ワーキングメモリーが乏しいからではなく、ASDの特性である言語理解の弱さのせいで、多くの場合この課題の正確な値を得られない結果となる。この場合、下位検査の"**算数**"はしばしば"**語音整列**"の代わりとなる。

これらの指標においては質的な観察が下位検査にとって有効な情報となる。例えば、もし被検者が、算数の問題で"書く"ためにペンと紙を要求したり、あるいは、指で机か空中に"書いて"いたら、その時は、問題を解くために、視覚的な方法を補償的に使っているのである。

　興味深いことに、処理速度の指標は、ASDのウェクスラー知能検査のすべての指標の中で最も低くなる傾向があり、また、認知プロフィール全体を通して、たとえ下位検査の"理解"が低くても、多くの場合"符号"が最も低い下位検査となる (Mayes & Calhoun, 2003)。この理由に関しては、個人差があるかもしれないが、時間感覚が乏しいことに加えて、限られた視覚運動スキルの問題が重なっていると考えられる。下位検査の"符号"と"記号探し"の両方では、２分間の制限時間内で速く正確に、自立的に課題を行うことが求められる。ASDの人は、"符号"と"記号探し"の両方の課題の遂行においてとても正確であるが、制限時間には余り注意を払わない。彼らに「できるだけ早くやってください」と繰り返し教示することは、ほとんど意味がないと考えられており、ASDの人は、多くの場合、気が散ったり課題の目的を見失う結果になってしまう。さらに、"符号"の書字運動、つまり四角の中に小さな記号を書く課題では、固執する傾向があるASDの人は、時間内にできるだけ多く書くということよりも、丁寧に書き写すことにこだわる。下位検査の"絵の抹消"が実施されるか置き換えられた場合、この評価点は、多くの場合、"符号"や"記号探し"よりも高い値になる。なぜなら、書字運動や視覚運動は取り除かれ、純粋な視覚的スキャンに焦点が

注　意

"符号"や"記号探し"の評価点が低いことが、自動的に処理速度の乏しさを示唆すると考えてはいけない。多くの場合、ASDの人は、時間の概念への気づきに限界があり、ひとりで課題を行う時に、時間内に行うことが苦手である（例：「できるだけ早くやってください」と言う教示を理解し、従うこと）。彼らの処理速度が「遅い」のではないことがよくある。したがって、重要なことは、臨床家が、真に脆弱な領域を適切に解釈するために検査中の行動の質的な観察をすることである。

表 2.2 自閉性障害とアスペルガー症候群における一般的な WISC-IV のプロフィール

	知的な遅れのある典型的な自閉症（例）	知的な遅れのない典型的な自閉症（例）	アスペルガー症候群（例）
言語理解			
類似	3	12	17
単語	2	10	18
理解	1	7	11
知識	5	13	18
知覚推理			
積木模様	6	13	9
絵の概念	5	12	10
行列推理	8	16	12
ワーキングメモリー			
数唱	3	10	15
語音整列	—	8	13
算数	2	10	10
処理速度			
符号	1	6	7
記号探し	2	9	10
絵の抹消	5	12	10

数字は、平均10、標準偏差3の評価点を意味している。

向くからである。また、"**絵の抹消**"は45秒の制限時間で、気が散ったり課題から注意がそれるようになる時間が少ない。

　表2.2は、典型的な自閉症とアスペルガー症候群でみられるWISC-IVの下位検査の評価点の一般的なプロフィールを示している。この"**例**"という言葉は、典型的なケースの中ですら常に個人差があり、集合的な全体を代表する"**標準**"ではないことを改めて言うために使っている。認知障害のある人とない人の間

> **注 意**
>
> 臨床家は認知プロフィールだけに基づいて診断を推定することは避けなければならない。例えば、もし言語理解の評価点が知覚推理の評価点よりも有意に高くても、この情報だけでは、アスペルガー症候群と診断することはできないし、逆に自閉症の場合も同じである。

の評価点の大きな差のために、自閉症には2つの例が置かれている。

　他の認知尺度におけるASDのプロフィールについての情報は、ほとんど知られていない。Differential Ability Scales, First Edition（弁別能力検査 初版）を用いたある研究では、標準サンプルと比較して、ASDでは言語性スキルと非言語性スキルの間により大きな差があることが示されている。ASDの人では、非言語性スキルはより強く、社会的障害はより顕著であることがみられ、それが大きな差をもたらしている (Joseph, Tager-Flusberg, & Lord, 2002)。ASDの特定のサブタイプを見ると、アスペルガー症候群とは反対に、典型的な自閉症のプロフィールは、言語性スキルに比べて非言語性スキルがより高い傾向にあることを示している (例：Klin, Volkmar, Sparrow, Cicchetti, & Rourke, 1995)。しかし、臨床家が注意すべき点は、認知プロフィールだけを基準に診断をしてはならないということである。

　スペクトラム上で広汎性言語障害もある人に対して、臨床家は、個人の認知水準を評価するために、Leiter International Performance Scale, Revised (Leiter-R: ライター国際動作性検査) (Roid & Miller, 1997) やTest of Nonverbal Intelligence, Fourth Edition (TONI-4: 非言語知能検査 第4版) (Brown, Sherbenou, & Johnsen, 2010) やUniversal Nonverbal Intelligence Test（UNIT: 総非言語知能検査）(Bracken &

> **注 意**
>
> 非言語性知能検査を単独で使う場合には、本当の機能水準を著しく過大評価する可能性がある。したがって、強みと弱みのプロフィールを十分に理解するために、スキルの広範囲な評価が必要である。

McCallum, 1998)のような言語の必要がない非言語性知能検査を使うことを、よく選択する。これらの検査の下位検査は、概念の適合と知覚推論、順序構成、模様完成、図と地の識別、知覚ローテーションを含んでいる。ASDの人は、多くの場合、これらの課題は比較的得意である。つまり、より乏しい言語や言語理解の能力と比べると、視覚処理のスキルは相対的には強みの傾向にあると言える。したがって、非言語性検査のみの結果の解釈は注意すべきであり、特に結果を機能の広い水準まで一般化してはならない。こうした一般化した解釈は現実の生活に壊滅的な結果をもたらす可能性があり、例えばASDの子どもが、その子がもつ求められることに応える力をはるかに超えた水準の教育環境に、間違って入れられるようなことが起こるのである。

神経心理学的評価

　ASDの人の多くには複雑なプロフィールがあり、包括的な神経心理学的評価は、個人の強みと弱みの複雑なプロフィールを説明するのに大きな助けとなることが多い。ASDのための包括的な神経心理学の評価は、通常、感覚運動、注意、記憶、言語、視空間処理、実行機能、問題解決の領域を測る検査で構成されている。

　様々な神経心理学の検査は広範囲のスキルを検査することが可能である。A Developmental Neuropsychological Assessment, Second Edition (NEPSY-II: 発達神経心理学的評価 第2版) は、例えば、記憶、学習（言語と視覚）、言語、感覚運動、視空間処理といった領域を含んでいる。Wechsler Intelligence Scales for Children, Fourth Edition, Integrated (WISC-IV, Integrated: WISC-IV知能検査 統合版) (Kaplan, Fein, Kremer, Delis, & Morris, 2004)やLuria-Nebraska (LNNB: Luria-

> **重要**
> Beery-Buktenika Tests of Visual-Motor Integration (VMI：ビアリー＝バクテニカ視覚-運動統合検査)の下位検査である"視覚認知"と"運動協応"は、ASDの人の多くにみられる視覚認知スキルと書字運動能力の乖離を示す視覚-運動統合の下位検査に有用な情報を与えることができる。

Nebraska 神経心理学バッテリー)、Halstead-Reitan (Halstead-Reitan 神経心理学バッテリー)もまた、様々な処理過程をアセスメントする包括的な検査である。これらの検査は、様々な種類の下位検査すべてに共通の標準化データがあり、様々な過程の値を比較することの妥当性を高めている。その他に広く使われている神経心理学的検査には、言語記憶を調べるCalifornia Verbal Learning Test (CVLT：カリフォルニア言語学習検査) (Delis, Kramer, Kaplan, & Ober, 2000)、言語と視覚の記憶を調べるWechsler Memory Scales (WMS: ウェクスラー記憶検査)、視覚記憶を調べるRey-Osterrieth Complex Figure (ROCFT: レイ=オスターリート複雑図形検査) (Osterrieth & Rey, 1944)、また、注意の持続と抑制を調べる持続遂行検査（CPT）として、Conners' Continuous Performance Test, Second Edition (コナーズ持続遂行検査 第2版) (Conners, 2004)などや、運動の器用さとコントロールを調べるペ

お急ぎ参照 2.6
神経心理学的検査

- Behavior Rating Inventory of Executive Functioning（BRIEF）
  実行機能に関する行動評価尺度 (Gioia, Isquith, Guy, & Kenworthy, 2000)
- Delis-Kaplan Executive Functioning System（D-KEFS）
  デリス=カプラン実行機能検査 (Delis, Edith, & Kramer, 2001)
- A Developmental Neuropsychological Assessment, Second Edition
  （NEPSY-II）発達神経心理学的評価 第2版 (Korkman, Kirk, & Kemp, 2007)
- Rey-Osterrieth Complex Figure Test（ROCFT）
  レイ=オスターリート複雑図形検査 (Osterrieth & Rey, 1944)
- California Verbal Learning Test（CVLT）
  カリフォルニア言語学習検査 (Delis, Kramer, Kaplan, & Ober, 2000)
- Conners' Continuous Performance Test（CPT）
  コナーズ持続遂行検査 (Conners, 2004)
- Wisconsin Card Sorting Test
  ウィスコンシンカード分類検査 (Heaton, 1981)
- Wechsler Intelligence Scale for Children, Integrated
  WISC 統合版 (Kaplan, Fein, Kramer, Delis, & Morris, 2004)

> **重　要**
> ASDがある人に神経心理学の検査を実施する時、
> - 頻繁に休憩をとる
> - 容易な課題と難しい課題を交互に行う
> - 努力を褒める

グボード（例：Purdue Pegboard）、そして Beery-Buktenika Tests of Visual-Motor Integration（VMI: ビアリー=バクテニカ視覚-運動統合検査）もある。

　VMIは、認知検査で生じた視覚認知対視覚-運動の統合の疑問を解明するために有効な検査である。例えば、先に述べたように、WISCのプロフィールではしばしば、"**符号**"と"**積木模様**"の評価点が相対的に低いことがみられるが、臨床家の質的な観察では、低い評価点は、視覚処理の能力よりも視覚-運動の乏しさをより反映している。VMIには、全体的な視覚-運動の統合、視覚認知と運動協応の3つの下位検査がある。もし運動協応の値が視覚認知よりも著しく低かったら、臨床家の判断は正確だったわけである。これは多くの場合、非言語性学習障害に類似したプロフィールをもつアスペルガー症候群の人のプロフィールである（詳細は、第7章で説明している）。

　実行機能もまた、ASDの人を評価する時の考慮すべき重要な構成概念である。実行機能のスキルは、より基本的な能力や行動を調節や制御し、ASDの人の適応や自立した生活スキルに大きく関係している（Gilotty et al., 2002）。実行機能スキルの傘下に入る行動は、組織化、プランニング、感情コントロール、抑制、柔軟性、自己モニタリング、ワーキングメモリーである。

　Wisconsin Card Sorting Test（ウィスコンシンカード分類検査）（Heaton, 1981）Delis-Kaplan Executive Functioning System（D-KEFS: デリス=カプラン実行機能検査）（Delis, Edith, & Kramer, 2001）、そして、NEPSY-II（発達神経心理学的評価 第2版）（Korkman, Kirk, & Kemp, 2007）の下位検査を含む様々な検査は、実行機能スキルを直接アセスメントすることが可能である。これらの検査は、注意の持続、抑制の持続、概念形成、柔軟性、プランニングをアセスメントしている。Behavior Rating Inventory of Executive Functioning（BRIEF: 実行機能に関する行動評価尺度）（Gioia,

Isquith, Guy, & Kenworthy, 2000）は、6歳から18歳まで（幼児版は4歳から5歳まで）の子どもに使われる、保護者や教師の報告による検査である。様々な実行機能に関係した項目や日常の機能に関係した広範な情報が得られる。さらに、すでに挙げたRey-Osterrieth Complex Figure（ROCF：レイ=オスターリート複雑図形）やCalifornia Verbal Learning Test（CVLT：カリフォルニア言語学習検査）のような複雑な学習の検査は、個人の実行機能スキルの実際の適用に関する情報を提供してくれる。例えば、CVLTはリスト学習課題で、効果的なメタ認知の方法の活用と同時に、学習への取り組みの組織化と計画についての情報が得られる。

　重要なことは、神経心理学のアセスメントは本来、広範囲にわたるものなので、検査はとても長くなる傾向にある。したがって、ASDの人に神経心理学のアセスメントを実施する時は、頻繁に休憩をとること（たとえ、被検者が特に要求してこなくとも）、容易な課題と難しい課題を交互に行うこと、彼らの努力をいつも褒めることが大切である。

質的観察

　ASDの人の情報処理スタイルの質的な面は、検査の標準値と同じくらい検討することが重要である。ASDの人が課題を目の前にしてどうやって自己制御と自己主張できるかを観察することは、介入からどうやってその人が利益を得られるのかを理解する上で不可欠である。したがって、課題の要求、不測の事態、間違い、問題の難しさ、注意の持続、課題から課題へと注意を転換することなどにどう対応できるか、そしてどう効率的に課題を行えるかを評価することが必須である。

　その他の重要な評価の側面は、着席をする、注意を向ける、大人の教示に従う、他者の動作を真似するなどのような、基礎的学習のレディネスのアセスメントである。それらの基礎的スキルなしでは、標準化されたアセスメントをうま

重　要
質的な行動観察は検査の値と同じくらい重要である。

お急ぎ参照 2.7

重要な質的行動観察

- 自己制御とフラストレーション耐性
- 自己モニタリング（「ああ、間違えた」）
- 自己評価（「これは難しい／簡単」）
- 自己権利擁護(アドボカシー)（「休憩をしたい」「もう1度言ってください」「わからない」）
- 課題への注意の水準
- 不測の事態に対応する能力
- 反応の柔軟性
- 反応抑制
- こだわり（課題に没頭する、反応を繰り返す）
- 効率の悪さ（課題を完成するために必要以上のステップがいる）

く施行することが難しいだけでなく、得られた結果に対して意味のある解釈をすることも難しい。さらに、もしこれらの基本的な構成要素が欠けているならば、新しいスキルを学ぶ能力は非常に損なわれていることになる。

　学習のレディネスのスキルが欠けている人のアセスメントに役に立つ秘訣は、明確なルールと予定された検査内容を示すこと（例：文字による／視覚的なスケジュール）、"応える姿勢"をはっきり指示すること（例：「私を見て」「用意は

お急ぎ参照 2.8

学習のレディネス（準備）スキル

- 着席　　　（座る力と大人の指導に応じる力）
- 注意　　　（集中、注目をして大人の指導に応じる力）
- 教示に従う（大人の指導に従う力）
- 模倣　　　（他者の行動や言葉を模倣する力）

いい?」「ちゃんと座って」)、「始めに‐次に」のやり方を確立させること（例：「始めに私を見て、次にやってください」「私の番、あなたの番」）である。

　学習のレディネスのスキルが限られているためにしろ、妨害行動のためにしろ、標準化された検査のわずかな部分も完成できないような場合、臨床家は報告書で検査の値について適切に述べ、それらは実際は学習のレディネスの能力不足かもしれないことを示すべきである。そして、介入において、これらのスキルと行動に取り組むようにし、学習のレディネスのスキルが確立された後に、再評価することが推奨される。

まとめ

　ASDの人の診断・評価は、認知プロフィールや発達プロフィールの理解なしには不可能であると言ってもよいくらいである。スキルのプロフィールは非常に多様で、機能の全体的水準に関わらず、発達の領域間には、明らかな強みと弱みが観察されることは、例外的というよりはむしろ一般的である。共通するプロフィールは　機械的な言語や視覚的推理は強く、社会的認知や概念的推理、そして、しばしば運動処理も弱い。標準値を得ることと同じくらいに行動の質的観察をすることは重要である。なぜなら、多数の異常な行動は、様々なスキルを表現する力に悪影響を与える。限られた学習のレディネスのスキルとは、例えば、着席、大人の教示に注目する、他者の行動を模倣することなどの限界である。それらのスキルは、他者や彼らの環境から学ぶために必要不可欠で、それが欠けていたり障害があれば、学習において重要な影響がある。

　スキルのアセスメントに適切な検査を選択することもまた必要不可欠である。ASDの人の多くは、対人コミュニケーションの弱さのために、モデルや実演がないと課題内容を理解することは難しい。この理由から、下位検査にティーチング項目が含まれている Differential Ability Scales, Second Edition (DAS-II：弁別能力検査第2版))(Elliott, 2007) は、多くの場合、認知検査として選ばれる。それにもかかわらず、ウェクスラー知能検査（例：WISC-IV; Wechsler, 2003, WAIS-IV; Wechsler, 2008) は、最も一般的な認知検査で、もし課題や教示の言語的要求に対応することができれば、究極の包括的プロフィールを提供してくれる。非言語

性知能検査を単独で使うことの注意として、それらは視覚処理のスキルの情報のみを提供しているのであり、そのスキルは多くの場合、ASDの人の強みの領域である。

　必ずしもすべてのASDの人に必要というわけではないが、神経心理学的評価は、基本の認知検査がアセスメントをしない実行機能、記憶、感覚運動処理、注意などの広範囲な情報を提供する。多くのASDの人は、問題解決、計画、複雑な情報の効果的な統合、競合する情報の中から重要点に注目するといった能力を含む高次の認知スキルに問題をかかえている。神経心理学的評価はそれらの弱点を明確にするが、これらの弱点は、多くの場合、教育環境だけでなく社会的環境においてもASDの人がうまくやっていく能力を妨げる。

参考文献

Bayley, N. (2005). *Bayley Scales of Infant and Toddler Development, Third Edition* (Bayley-III). San Antonio, TX: Pearson.

Bracken, B.A., & McCallum, R.S. (1998). *Universal Nonverbal Intelligence Test (UNIT)*. Rolling Meadows, IL: Riverside.

Brown, L., Sherbenou, R., & Johnsen, S.K. (2010). *Test of Non-Verbal Intelligence, Fourth Edition (TONI-4)*. San Antonio, TX: Pearson.

Chawarska, K., Klin, A., Paul, R., Macari, S., & Volkmar, F. (2009). A prospective study of toddlers with ASD: Short-term diagnostic and cognitive outcomes. *Journal of Child Psychology and Psychiatry, 50*(10), 1235-1245.

Conners, C.K. (2004). *Conners' Continuous Performance Test II Version 5 (CPT-II Version 5)*. San Antonio, TX: Pearson.

Delis, D.C., Edith, K., & Kramer, J.H. (2001). *Delis-Kaplan Executive Functioning System (D-KEFS)*. San Antonio, TX: Pearson.

Delis, D.C., Kramer, J.H., Kaplan, E., & Ober, B.A. (2000). *California Verbal Learning Test, Second Edition (CVLT-II)*. San Antonio, TX: Pearson.

Elliott, C. (2007). *Differential Ability Scales, Second Edition (DAS-II)*. San Antonio, TX: Pearson.

Gilotty, L., Kenworthy, L., Sirian, L., Black, D.O., & Wagner, A.E. (2002). Adaptive skills and executive function in autism spectrum disorders. *Child Neuropsychology, 8*(4), 241-248.

Gioia, G.A., Isquith, P.K., Guy, S.C., & Kenworthy, L. (2000). *Behavior Rating Inventory of Executive Functioning (BRIEF)*. Lutz, FL: Psychological Assessment Resources.

Heaton, R.K. (1981). *The Wisconsin Card Sorting Test Manual (WCST)*. Odessa, FL: Psychological Assessment Resources.

Joseph, R.M., Tager-Flusberg, H., & Lord, C. (2002). Cognitive profiles and social-communicative functioning in children with autism spectrum disorder. *Journal of Child Psychology and Psychiatry, 43*(6), 807-821.

Kaplan, E., Fein, D., Kramer, J., Delis, D., & Morris, R. (2004). *Wechsler Intelligence Scale for Children, Fourth Edition Integrated (WISC-IV Integrated)*. San Antonio, TX: Pearson.

Kaufman, A.S., & Kaufman, N.L. (1993). *Kaufman Adolescent and Adult Intelligence Test (KAIT)* Circle Pines, MN: American Guidance Service.

Kaufman, A.S., & Kaufman, N.L. (2004). *Kaufman Assessment Battery for Children, Second Edition (KABC-II)*. Circle Pines: American Guidance Service.

Klin, A., Saulnier, C., Chawarska, K., & Volkmar, F.R. (2008). Case studies of infants first evaluated in the second year of life. In K. Chawarska, A. Klin, & F.R. Volkmar (Eds.), *Autism spectrum disorders in infants and toddlers* (pp.141-169). New York, NY: Guilford Press.

Klin, A., Volkmnar, F., Sparrow, S.S., Cicchetti, D.V., & Rourke, B.P. (1995). Validity and neuropsychological characterization of Asperger syndrome: Convergence with Nonverbal Learning Disabilities Syndrome. *Journal of Child Psychology and Psychiatry, 36*(7), 1127-1140.

Korkman, M., Kirk, U., & Kemp, S. (2007). *NEPSY, Second Edition (NEPSY-II)*. San Antonio, TX: Pearson.

Mayes, S.D., & Calhoun, S.L. (2003). Ability profiles in children with autism: Influence of age and IQ. *Autism, 7*(1), 65-80.

McGrew, K.S. (2005). The Catell-Horn-Carroll theory of cognitive abilities: Past, present, and future. In D.P. Flanagan & P.L. Harrison (Eds.), *Contemporary intellectual assessment: Theories, tests, and issues*. New York, NY: Guilford Press.

Mullen, E. (1995). *Mullen Scales of Early Learning*. Circle Pines, MN: American Guidance Service.

Osterreith, P., & Rey, A. (1944). Le test de copie d'une figure complexe (The test of copying a complex figure). *Archives de Psychologie, 30*, 206-356.

Roid, G. (2003). *Stanford Binet Intelligence Scale, Fifth Edition*. Rolling Meadows, IL: Riverside.

Roid, G.H., & Miller, L.J. (1997). *Leiter International Performance Scale Revised (Leiter-R)*. Wood Dale, IL: Stoelting.

Wechsler, D. (2002). *Wechsler Preschool and Primary Scale of Intelligence, Third Edition (WPPSI-III)*. San Antonio, TX: Pearson.

Wechsler, D. (2003). *Wechsler Intelligence Scale for Children, Fourth Edition (WISC-IV)*. San Antonio, TX: Psychological Corporation.

Wechsler, D. (2008). *Wechsler Adult Intelligence Scale, Fourth Edition (WAIS-IV)*. San Antonio, TX: Pearson.

Woodcock, R.W, McGrew, K.S., & Mather, N. (2001). *Woodcock-Johnson III Tests of Cognitive Abilities (WJ-III)*. Itasca, IL: Riverside.

☞ 自己チェックテスト

1. 微細、粗大運動能力は以下のどの検査でアセスメントできるか？
   (a) Wechsler Intelligence Scale for Children, Fourth Edition（WISC-IV 知能検査）
   (b) Behavior Rating Inventory of Executive Functioning（実行機能行動評価検査）
   (c) Mullen Scales of Early Learning（マレン早期学習検査）
   (d) Leiter International Performance Scale, Revised（ライター国際動作性検査 改訂版）

2. もし、ASDの子どもの言語の限界のために、広範な認知検査の使用が妨げられる時、非言語性認知検査を選べば、アセスメントには十分である。正しいか？ 間違っているか？

3. ASDの人の認知プロファイルに大きな乖離がみられることは例外というよりはむしろ、標準的である。正しいか？ 間違っているか？

4. ASDの人の検査の遂行を妨げる、一般的因子は以下のどれか？
   (a) 新奇の検査環境
   (b) 言語スキルの限界
   (c) 睡眠不足
   (d) 上記のすべて

5. Differential Ability Scales, Second Edition（弁別能力検査 第2版）は全体的知能指数を算出する。正しいか？ 間違っているか？

6. 学習のレディネスの能力には、以下のどれが含まれないか？
   (a) 発声
   (b) 着席
   (c) 注意
   (d) 模倣

7. ASDの人に欠けている、自己権利擁護に有効な例は、以下のうちのどれか？
   (a)「これは楽しい！」と言うこと
   (b)「わかりません」と言うこと

(c) かんしゃく
(d) 課題に従う

8. ASD の人の特徴を把握する時、質的観察は検査の標準値を考慮するのと同じくらい重要である。正しいか？　間違っているか？

9. 以下のどの検査が保護者の報告によるものか？

   (a) Wisconsin Card Sorting Test
   （ウィスコンシンカード分類検査）
   (b) Leiter International Performance Scale, Revised
   （ライター国際動作性検査 改訂版）
   (c) Mullen Scales of Early Learning
   （マレン早期学習検査）
   (d) Behavior Rating Inventory of Executive Functioning
   （実行機能行動評価検査）

10. 臨床家は認知プロフィールを基本に診断を推定することを避けるべきである。正しいか？　間違っているか？

答え

1. c　2. 間違い　3. 正しい　4. d　5. 間違い　6. a　7. b　8. 正しい　9. d　10. 正しい

第3章
コミュニケーションのアセスメント

Leah Booth（言語聴覚士 寄稿）
（リア　ブース）

　発達的・認知的特性と同様に、コミュニケーションスキルは自閉症スペクトラム障害（ASD）の人の間で非常に大きな幅がある。発話、言語およびコミュニケーションスキルを評価する際には、年齢、機能水準や文脈が考慮される必要がある。したがって、個別のニーズに対処するためには、個人が示している行動や質的な要素はもちろんのこと、適切な尺度の選択にも注意を払わねばならない。これは、家庭・地域・社会的環境といった自然な文脈上でだけでなく、標準化された形式で前言語・初期言語・発展的言語能力についての情報を得ることを含む（Paul, 2005）。

　ASDが発達早期で発見されるようになるにつれ、コミュニケーション評価はASDと非自閉性障害を分かつ"顕著な発達の遅れや認知的障害""発話と言語の異常""発話発達に影響を与える医学的条件""発達とともに解消されうる言語の遅れ"といった、診断上の区別に決定的役割を果たしている。

　したがって、臨床家は典型的な発話・言語およびコミュニケーションの特徴を理解した後に、ASDに特異的な発話・言語・コミュニケーションを十分に評価することが必要である。非典型性とは、エコラリア、台詞のような発話、奇異な発話、新たに作られた発話（造語）、衒学的言語（訳注：学者のような話し方）や丁寧すぎる言語、代名詞の反転、非典型的な韻律と抑揚、限定的なジェスチャーの使用やクレーン（訳注：他者の手の上に自分の手をおいて動かすこと）、興味のない会話の話題を維持することの困難、対人関係での体験を他者と共有するためにナラティブ（語り）を発展させることの困難といった非典型的な発話の発達を含むが、しかしこれだけに限定されるわけではない。

お急ぎ参照 3.1

発話、言語、コミュニケーションスキルのとらえ方

言語形式
- 受容言語（言語の理解と応答）
- 表出言語（言語の使用）
- 統語（形態、文法、構文）
- 構音（音素、明瞭度）
- 韻律（発話の速度、音量、調子、抑揚）

非言語性コミュニケーション
- 表情
- ジェスチャー
- 共同注意
- 視線の統合
- 情動共有

社会的語用言語
- 社会的言語使用
- 模倣
- 行動制御のための言語使用
- 要求・拒否・選択
- 視点取得／心の理論

会話言語
- ターンテイキング
- 会話の開始、継続、適切な終了と転換
- 話題認知と維持
- 背景情報の提供と要求
- 質問と応答

非逐語的言語
- 推論
- 慣用句・比喩・サーカズム（訳注：表情やイントネーション・声のトーンなどを用いた皮肉）の理解
- 隠喩の理解、多義語の理解
- 皮肉・冗談の理解

第3章 コミュニケーションのアセスメント　55

お急ぎ参照 3.2

ASDに観察される非典型的なコミュニケーション行動

- エコラリア (反響言語)（単語・フレーズ・文の即時的な繰り返し）
- 台詞(せりふ)のような発話、遅延性エコラリア
  （以前聞いたことのある発話やビデオ、映画の再現）
- 造語（新たな単語の創造）
- 奇異な発話（奇妙な単語の使い方）
- 衒学的発話（学者のような話し方、発達年齢・精神年齢を逸した言葉の使用）
- 代名詞の逆転・混同した使用
  （私・あなたの混同、第三者のように自分の名前を言う）
- 非典型的なイントネーションや韻律
  （歌を歌うような声、ハイピッチの声、モノトーンの声、制限された声）
- 非典型的な流暢性
  （ぎこちなく・吃った発話、不適切に速くなったり遅くなったりする発話）
- クレーン
  （人の手を道具として使う、視線を合わせずに手を使って人を動かす）
- 一方的な会話
- 話題のコントロール
  （会話に参加したり、他者の話題についていくことができない）

　ASDの人を包括的に診断・評価する場合、コミュニケーションスキルの評価は、言語聴覚士が行うのが最も適している。綿密な言語評価の場合、様々な標準化された尺度や観察・記録を統合したインフォーマルな検査が、ASDの人のアセスメントに必須となる。言語聴覚士はASDの人に対しては、特に実生活文脈での適応的機能としての対人コミュニケーションスキルを評価することに注意を払う必要がある。ASDの人の多くは標準化した言語検査で標準範囲もしくはそれ以上の能力を示していても、機能的なコミュニケーションスキルは著しく障害されている場合がある。ASDの人の包括的なコミュニケーション評価において、言語聴覚士は3つの主な領域について考えるとよい。

> **注　意**
> ASDの人の多くは標準化された言語検査で平均的な成績をとることができるが、対人コミュニケーションにおいては顕著な障害を有している。

> **重　要**
> 言葉の使用や理解と、言葉を他者との効果的なコミュニケーションツールとして使用できることとの間には重要な違いがある。

1. 受容言語
2. 表出言語
3. 語用言語または対人コミュニケーション

受容言語

　一般的に、受容言語とは聞きとった単語・フレーズ・文・会話言語の理解力を指す。受容言語の評価は、会話に注意を向ける能力や言語を正確に解釈する能力を含む。例えば、Clinical Evaluation of Language Fundamentals-4（CELF-4：基礎言語臨床評価尺度）は、文・指示・ナラティブ（語り）文章内における単語の文法的理解・単語の意味理解を評価する。加えて、ASDの人の評価において、言語聴覚士は"聞きとる"ことと、聞きとった情報を真に"理解する"こととの間にある違いを終始一貫して考えねばならない。ASDの人の多くがエコラリアを発している時、彼らは目の前の会話から言葉を引き出すか、もしくは過去の会話を想起しているかのどちらかの方法で、聞きとった言葉を正確に繰り返している。この言葉を反響させる能力は、複雑な聴覚情報を理解する能力を反映するものではけっしてない。ASDの人は正確な解釈や基礎的な会話言語への応答に困難をきたす。その一方で、標準化された受容言語の検査において、平均的な標準得点をえる場合もある。

注 意

臨床家は機械的な表出・受容言語スキルと、複雑な社会的言語や会話言語を理解し使用する能力とを混同しないよう注意が必要である。

　自閉症においては、表出言語が受容言語よりも優位であるというのが一般的な見方だが、これは言語使用が言語理解や言語に注意を向けることよりも優れていることを指している。しかしながら、ASDの人の中には、言語理解能力が単語・文を産生する能力を上回る人も存在する。したがって、言語聴覚士は個人が示した表出方法のすべてを注意深く検討する必要がある。ある子どもは理解したことを表現するために話し、また、ある子どもは音やジェスチャー、アイコンタクト、手話、写真や代替装置を使う。表現の手段によらず、その個人が何によって理解し、その理解がどのようにして他者との機能的対人コミュニケーション交渉に変換されるかを記録することが重要である。前述したように、標準化された言語評価はASDの人の評価において大きな役割を担う。それに加えて、言語聴覚士は直接的やりとりを行い、どのような種類の受容言語をその人が理解するか、そしてその情報がどのようにして文脈の中で対人的な相互的関わりを助けるかを評価するための観察を行う。例えば、次の項目について反応を観察する。

- 環境音
- 本人の名前
- あいさつや別れの言葉
- 習慣的な社会的質問（例：「お元気ですか？」）
- 選択肢
- 文脈依存的な1つあるいは複数段階の指示
- 具体的あるいは抽象的なYes/Noで答えられる質問
- 具体的あるいは抽象的なWh質問
- 会話での意見
- 抽象的・比喩的な言葉

> **重　要**
> ASDの人にとって、音を正確に模倣したり、聞こえてきた長い一続きの音を繰り返したりする能力は、会話言語を理解する能力を反映するわけではない。

表出言語

　大まかにいって、表出言語は他者に意味を伝達するために、単語や文を生成する能力と言える。話し言葉に加え、表出にはアイコンタクト、ボディランゲージ、サイン言語、写真、AAC機器（訳注：Augmentative and Alternative Communicationの略で、拡大・代替コミュニケーションと訳される。機器としては、トーキングエイド、透明文字盤などがある）のような非言語的信号の使用が含められる。受容言語の例のように、ASDの人にとって、表出言語の評価は標準化された尺度の枠を超えるものとなる。統語（例：文法）や意味（例：単語の意味／語彙）のスキルの評価に加えて、言語聴覚士は文脈上の、社会的な言語使用を評価する必要があるだろう。社会的な言語使用には他者とストーリーやアイデアを共有するための意味のあるナラティブ（語り）を構成する能力が含まれている。ASDの人の多くは、表出される文法や語彙を測定する構造化された検査では平均的または平均以上の標準得点を得られるが、言語を他者との相互的関わりにおいて効果的な道具として使うことに苦戦する。
　ASDの人の多くは、繰り返される生活の文脈や過去に起こったことからエコラリアや反復的な言語を生み出している。ある例では、会話を維持する手段として最後に聞こえた単語を繰り返していた。例えば、ある子どもが、「外で遊びたい？」と聞かれて「外で遊びたい」と答えることがある。このようなやりとりにおいて、最後に聞こえた単語を繰り返すことで、願望や欲求と合致した機能的意味をもたらすことができている。他の例では、言語的なエコラリアは、目的的な機能はなく、進行している言語的な"スクリプト"の流れをとっている場合もある。例えば、教室で起こることに圧倒されてしまう子どもは、困惑さ

> **重　要**
> ASDの人は、他者と効果的にやりとりする道具として言語を使用することに苦労する一方で、正しい文法や語彙を産出できる場合がある。

せられる言語、対人の相互的関わりや活動から気をそらすために、大好きな漫画のすべてのセリフを繰り返し反復することがある。

　表出言語を評価する際、言語聴覚士は彼らの心の中を見つめなければならない。それは、「この人は他者の行動を制御するために、言葉を使っているか？」と問いかけることである。基本的に、単語や文というのは、他者から自分が要求や欲求をえるのを助ける道具という役目を果たしている。ASDの人は"話すこと"はできる一方で、効果的な要求・選択・質問・拒否・抗議などができずにいる。

　効果的に単語を使う能力がないため、ASDの子どもの多くはコミュニケーション手段として行動を講じる。スペクトラム上にある子どもは、「クッキーをいただけますか？」と聞くよりはむしろ、棚の上にあるクッキーがほしいことを示すために何も持っていない手をのばす身ぶりを使う。より極端な例では、子どもは自身の要求や欲求を示すために、つかんだり、たたいたり、突進したり、かんしゃくを起こしたりすることがある。これらの身体的な表現方法はあまり適応的・機能的ではないが、それでも好みを示す明快な表現方法としての役割を果たす。ASDの人の評価をする際、言語聴覚士は、行動はコミュニケーションであるということを常に認識する必要がある。このことを心に留めることで、どんな行動が使われ、どんな機能を果たしているかを記述することが可能となり、彼らが自己表現を行うための機能的な手段を教えるプランを立案できる。

　ASDの人の表出言語評価を行う際、言語聴覚士は、要求や欲求を伝達するために行っている行動のすべてを見つけ出し、記述することが求められる。

　自然な単語産出に加えて、以下についても見ておくとよい。

> **重　要**
> **行動もコミュニケーションである**
> 要求や欲求を伝達するために一般的でない表現方法（例：つかむ、手を伸ばす、ひっぱる、たたく、突進する／走る、避ける、自傷する、かんしゃくを起こすなど）を用いる人もいる。これらの方法は機能的でも適応的でもないが、それでも彼らは伝えている。「この人は何を伝えようとしているのか。どうしたらこの人が同じ要求をより適応的な方法で伝える助けができるだろうか」と自分自身に問いかけてみよう。

- 話し言葉でない音（例：金切り声）
- 発声の音
- アイコンタクト
- 表情
- 体の動き、姿勢、位置
- サイン言語
- 一般的なジェスチャー（指さし、手を振る）
- 叙述的なジェスチャー（例：パントマイム）
- 写真
- 代替機器
- エコラリア──即時・遅延・機能的・非機能的
- 直接模倣
- 自然発生的なフレーズ、文、ナラティブ（語り）、会話

語用言語／対人コミュニケーション

　基本的な社会的障害をもつASDの人は、程度にばらつきはあるが、他者との意味のある相互的関わりを苦手としている。これらASDの人の多くは、具体的な話し言葉の産出および理解には高い能力を示すが、対人の相互的な関わりの本質的要素であるニュアンスにつまずく。また、抽象的な事項や字義通りでな

い言語（例：スラング、口語表現、比喩、慣用句、皮肉、ユーモア）の解釈は難しい。

　これらの人たちは、意味の共有や他者との対人的なつながりを作るための言語使用において、困難に陥りやすい。彼らは相手と話す場合に、過剰に情報を示してしまったり、聞き手の背景知識について不正確な推測をしたり、コメントや質問への応答に失敗したりする。

　また、彼らは、個人的なストーリーを伝えるツールとしてのナラティブ言語を使う際にも、しばしば困難を経験する。他者の考えや気持ちが自分のそれとは異なるという考えをもつことが困難であり、その結果として誤った解釈やコミュニケーションのずれが生じる。

　標準化された検査は実用的かつ抽象的な言語スキルの評価に活用できるものの（標準化された検査を参照のこと）、語用言語および対人コミュニケーションの評価には、クライエントの直接のニーズや構造化されていない相互的関わりを認識できる熟練した臨床家が必要となる。幼く、言葉のない、高機能でない子どもを評価する際には、楽しいおもちゃや粗大運動活動を組み入れたプレイセッションを行うことで、文脈の中での対人コミュニケーションスキルを評価することができる。原因－結果のあるおもちゃ（例：シャボン玉、風船、ボタンを押すととびだすおもちゃ、ボールタワー、音楽おもちゃ、スピナー／トップス）や粗大運動活動（例：スイング、トランポリン、滑り台、ボールピット、スクーター）はしばしばとても人気があり、子どもを相互的な関わりに引き込むツールとして使われる。

　こうした人たちの評価を行うためには、予測しやすいように外部構造化と言われる環境設定が必要となるだろう。写真によるスケジュールやタイマー、決められた席、使える用具の制限、休み時間、アシスタントに入ってもらうことも、子どもの評価を支援するのに必要である。もちろん、このような構造に対する反応の情報は重要であり、記録しておくべきである。ASDの人の多くは、支援なしに対人的な相互的関わりを持続することに困難がある。しかしながら、外部からの構造化があれば、対人コミュニケーションを開始したり維持したりする能力は、増大し広がるだろう。これらの情報を記録することは、介入の開始点を提供するために重要である。

> **重 要**
> 標準化された尺度に加えて、語用と対人コミュニケーションスキルのアセスメントには、相手と実際に遊んだり、構造化されていない会話をしたりする必要がある。

言語発達の段階

前言語段階

　ASDがある、あるいはそのリスクのある乳児や幼児、また言語のレパートリーが非常に限定的あるいは言語をもたないより年齢の高い人については、前言語スキルを評価しなければならない。繰り返しになるが、子どものコミュニケーションの手段（例：、発声の質、非言語的手段）やコミュニケーションの機能、コミュニケーションの頻度、象徴的な行動、共同注意、相互関係、言語への応答性といった、量的および質的情報の両方が集められるべきである。さらに、行動観察は子どもの学習レディネススキル（例：フラストレーション耐性、大人の指示に従う能力）についての情報を提供でき、これは、評価に基づいて介入の提案をする際に重要である。

　幼く、言葉のない、高機能でない人を観察する際、言語聴覚士は以下のような点を考慮するとよいだろう。

- よく知っている大人とどのように関わっているか
- 知らない大人に対してどのように反応しているか
- 環境において大人と調整しようとしているか
- 新しい人やルーチンを受け入れられるか
- 模倣できるか
- 名前に対して応答するか
- 基本的な指示に従うのか
- 相互に行うルーチンに参加できるか
- ターンテイキングのルーチンに従えるか

お急ぎ参照 3.3

言語発達を予測する前言語的行動

- 共同注意
- 模倣（言語模倣、動作模倣）
- 言語習得率
- 言語応答性
- コミュニケーションへの視線の利用
- 様々な相互的関わりのジェスチャー

- 自分自身が指示したのではない活動に参加できるか
- 話された単語を自発的に使ったり、模倣したりするか
- 構造化や予測できる状況はその子どもが新しいスキルを使ったり、現在のスキルを拡張するために肯定的にはたらくか
- 学習するための姿勢（例：手をひざにおく、座る、見る、聞く）があるか
- 共同注意を維持できるか
- 待つことを知っているか
- 視覚的な情報に応答するか

言語獲得後の段階

　より高い言語スキルをもつ人たちには、包括的なコミュニケーションの検査が使用可能である。包括的な検査は、言語の形式・構造・統語・非言語性コミュニケーション・言語応答性・語用言語・韻律・会話スキル・メタ言語スキルなど、すべて ASD の人の評価に重要な下位検査を含んでいる（Klin, Sparrow, Marans, Carter, & Volkmar, 2000）。ただ、高機能 ASD の人は認知検査の評定にも十分な得点を示しうると同時に、評価の中で標準化された検査と同様に重要な"心の理論"を調べる下位検査を含むコミュニケーション評価においてもよい成績を示すことができる（例：DELV: 言語の診断・評価 Diagnostic Evaluation of Language Variation、NEPSY-II: 発達神経心理学 A Developmental Neuropsychological Assessment

的評価)。こういった理由から、質的な観察、保護者や教師の報告、適応的なコミュニケーションの検査(例:"Vineland Communication and Socialization subdomains" ヴァインランド適応行動尺度の対人コミュニケーション領域——詳しくは第4章参照のこと)は、評価過程において標準化された検査と同様に重要である。さらに、年齢相応の話題や興味のある好きな話題に関する会話はこれらのスキルの評価に役立つ。このような人には、言語聴覚士は以下のようなスキルの有無や質を記述するとよい。

- 相互関係
- 視線/アイコンタクト
- 視点取得
- ターンテイキング
- 韻律、イントネーション、声の強弱
- 非言語的な合図への応答
- 他者の行動を調節するための非言語的な表現
  (例:選択、要求、拒否、抗議など)
- 話題維持
- 話題の転換
- 他者の行動を調節するための話し言葉の使用
- 質問、コメントのための言語使用
- 背景情報、詳細情報の提供や明確化
- 関連要素や過去の情報と新しい情報の統合
- 抽象的・比喩的な言語の理解
- 推論、予測、結論の導き、問題解決
- 情報を関連づけ、理解を共有し、会話を成立させ、アイデア、視点、感情を理解しあうための、ナラティブを作り出すことができる

お急ぎ参照 3.4

前言語・基礎的言語スキル検査

- Bayley Scales of Infant Development, Third Edition（Bayley-Ⅲ）
  ベイリー乳幼児発達検査 第3版（Bayley, 2005）
- Clinical Evaluation of Language Fundamentals, Preschool, Second Edition（CELF-P-2）就学前の言語基礎に関する臨床評価 第2版（Semel, Wiig, & Secord, 2004）
- Communication and Symbolic Behavior Scales（CSBS）
  コミュニケーション・象徴行動検査（Wetherby & Prizant, 2001）
- Communication Development Inventory（CDI）
  コミュニケーション発達リスト（Fenson et al., 1993）
- Mullen Scales of Early Learning　マレン早期学習検査（Mullen, 1995）
- Preschool Language Scale, Fifth Edition（PLS-5）
  就学前言語尺度 第5版（Zimmerman, Steiner, & Pond, 2011）
- Reynell Developmental Language Scales（RDLS）
  レイネル発達的言語検査（Reynell & Gruber, 1990）

発展的言語スキル検査

- Clinical Evaluation of Language Fundamentals, Fourth Edition（CELF-4）
  言語基礎に関する臨床評価 第4版（Semel, Wiig, & Secord, 2003）
- Comprehensive Assessment of Spoken Language（CASL）
  包括的話し言葉評価検査（Carrow-Woolfolk, 1999）

メタ言語スキル検査

- Diagnostic Evaluation of Language Variation（DELV）
  言語の診断・評価（Seymour, Roeper, & Villiers, 2005）
- Test of Language Competence（TLC）
  言語能力検査（Wiig & Secord, 1989）
- Test of Narrative Language（TNL）
  ナラティブ言語検査（Gilliam & Pearson, 2004）
- Comprehensive Assessment of Spoken Language（CASL）
  包括的話し言葉評価検査（Carrow-Woolfolk, 1999）

表3.1 自閉症スペクトラム障害の人のコミュニケーションスキルを評価するための標準化された検査

Communication and Symbolic Behavior Scales（CSBS）
コミュニケーション・象徴行動検査（Wetherby & Prizant, 2001）
- 6か月～24か月の機能的コミュニケーションに適用
- おもちゃを使った伝達意図の流暢性・平均・範囲を調べる
  - □ 感情と視線
  - □ コミュニケーション
  - □ ジェスチャー
  - □ 音声
  - □ 単語
  - □ 理解
  - □ 物の使用

Peabody Picture Vocabulary Test（PPVT-4）
ピーボディ絵画語彙検査（Dunn & Dunn, 2007）
- 2歳6か月～90歳以上で標準化
- 単語の意味（例：語彙）スキルの測定
- 4つの絵による選択肢；子どもは単語に合致するものを4つの絵の中から1つ選択する
- この得点は子どもの統合された言語の意味解釈のスキルを必ずしも反映しない
- スペクトラムの子どもは特に具体的で予測可能な名詞について、高い命名スキルをもつ傾向がある

Clinical Evaluation of Language Fundamentals Preschool, 2nd edition（CELF Preschool-2）就学前の言語基礎に関する臨床評価 第2版
(Semel, Wiig, & Secord, 2004)
- 3歳～6歳で標準化
- 受容面の統語（文法）・意味（語彙）スキルの概要
- 表出面の統語（文法）・意味（語彙）スキルの概要
- これらの課題は、選択回答形式であり、多くの下位検査には絵があることに注意すること。標準化された検査での子どもの成績は、必ずしも対人的なやりとりと一致する能力を反映するものではない

- 自閉症スペクトラムの子どもは会話上では"話す"けれども、彼らの言語は必ずしもそのままの意味をもつものではない
- 子どもが理解している情報の量や種類に関する情報が得られる点で有効である（例：単語・カテゴリ語・文章問題・フレーズ・文章・談話）
- 単語・フレーズ・文など子どもが活用できる言語のタイプについての情報が得られる
- 構文の使用に関する情報が得られる（スペクトラム上の子どもの多くは、代名詞に困難をもつか、あるいは動詞よりも名詞が得意である）
- 受容言語と表出言語の乖離(かいり)を知るために有用な可能性がある
- 受容や表出スキルの中での強みと弱みを知るために有用な可能性がある（例：彼はナラティブについての事実に関する質問には答えられるが、推論に関しては困難があるなど）
- 生活年齢による標準点を超えるが、理解水準に関する質的な情報を得たい子どもについて、相当年齢を知るために有用な可能性がある

Clinical Evaluation of Language Fundamentals, 4th edition（CELF-4）
言語基礎に関する臨床評価 第4版 (Semel, Wiig, & Secord, 2003)

- 5歳～21歳で標準化
- 受容面の統語（文法）・意味（語彙）スキルの概要
- 表出面の統語（文法）・意味（語彙）スキルの概要
- これらの課題は、選択回答形式であり、多くの下位検査には絵があることに注意すること。標準化された検査での子どもの成績は、必ずしも対人的なやりとりと一致する能力を反映するものではない
- 自閉症スペクトラムの子どもは会話上では"話す"けれども、彼らの言語は必ずしもそのままの意味をもつものではない
- 子どもが理解している情報の量や種類に関する情報が得られる点で有効である（例：単語・カテゴリ語・文章問題・フレーズ・文章・談話）
- 単語・フレーズ・文など子どもが活用できる言語のタイプについての情報が得られる
- 構文の使用に関する情報が得られる（スペクトラム上の子どもの多くは、代名詞に困難をもつか、あるいは動詞よりも名詞が得意である）
- 受容言語と表出言語の乖離(かいり)を知るために有用な可能性がある
- 受容や表出スキルの中での強みと弱みを知るために有用な可能性がある（例：彼はナラティブについての事実に関する質問には答えられるが、推論に関しては困難があるなど）

Test of Narrative Language (TNL) ナラティブ言語検査 (Gilliam & Pearson, 2004)

- 5歳～11歳11か月で標準化
- ナラティブ（談話）理解とオーラルナレーション（口述）の標準得点を得られる
- ナラティブ（談話）理解の下位検査は、特徴や筋について事実や推論が必要な質問に答えるために、談話のまとまりや短い物語に注意を向けて聞く課題である
- オーラルナレーション（口述）の下位検査では、聴取した文章を繰り返す、与えられた5つの写真に論理的に添うような談話をする、たくさんの特徴や出来事を描写する刺激絵へ応答する談話をする課題である

Comprehensive Assessment of Spoken Language (CASL) 包括的話し言葉評価尺度 (Carrow-Woolfolk, 1999)

- 3歳～21歳で標準化
- 語彙／意味・統語検査・超言語・語用検査領域における理解・表出・話し言葉の再生を評価する総合的な言語検査
- 以下の個人の能力に関する情報を得られる
  - □ 間接的な質問や比喩、皮肉（サーカズム）などの字義通りでない話し言葉の理解
  - □ 口述の言語的文脈から知らない単語の意味を推論する
  - □ 応答に必要な情報が利用できない際に、単語知識を使って単語の意味を推論する
  - □ 話された文の曖昧さを認識し、曖昧さのもとを言語化する
  - □ 明確なコミュニケーション意図を表出する
  - □ 会話での適切な話題を認識する
  - □ 指示や要求のための明確な情報を選択する
  - □ 会話を開始する、ターンテイキング手順の重要さを説明する
  - □ 状況の各要素へのコミュニケーション水準を調整する

Expressive Vocabulary Test (EVT) 表出語彙検査 (Williams, 2007)

- 2歳半～90歳以上で標準化
- 表出語彙スキルの測定
- 自閉症スペクトラム障害の子どもの中には、動詞を使って行動にラベルをつけるよりも、名詞を使って物にラベルをつける方が得意な子どもがいる
- 自閉症スペクトラム障害の子どもは部分よりも全体を特定することに困難がある場合がある（例：“群れ”よりも“馬”と言う）

> Test of Language Competence – Expanded Edition（TLC-E）
> **言語能力検査 拡大版**（Wiig & Secord, 1989）
> - 1歳5か月～9歳11か月（レベル1）、10歳～18歳（レベル2）
> - 絵や聴覚的刺激に対して、推論し・比喩を分析する能力を評価する
> - "具体的な" 言語能力は平均もしくはそれ以上の子どもたちにおいて、内在する社会言語の弱さを評価するための検査である
> - この検査は抽象性や比喩・多義性の理解が必要なため、自閉症スペクトラム障害の子どもの多くはCELF-4で成績がよい場合でも、この検査につまづくことがある

所見のフォーミュレーション（体系的記述）

　発話・言語・コミュニケーション検査の結果は全体の診断フォーミュレーションの重要な一側面である。まず第一に、自閉症の兆候とは別に特異的な言語障害が存在するかを特定する（例：受容・表出・混合性言語障害、発達性運動失行、構音・口腔運動障害）。次に、その評価によって基本的な発話や言語スキル上そしてスキルを超えて、どんな強みや弱みが存在するのかといった個人の対人コミュニケーションの特徴についてアウトラインを描く。そして最後には対人コミュニケーションと言語障害が、ASDの特徴かそれとも非自閉的な発達障害の特徴かを区別するために、これらの結果と診断・評価の他側面とを統合する。

まとめ

　包括的な話し言葉の評価は自閉症評価の重要な部分を占める。幼い年齢で診断・評価のための検査を行う際、コミュニケーション評価は多くの場合、鑑別診断に重要である。さらに、ASDの人には、深刻な受容・表出言語の障害、エコラリア、台本どおりの話し方、統語的な間違いといった日常的にはみられない言語の質が多数存在する。ASDの子どもは、表出言語スキルが受容言語スキルを超えるといった、非常に非典型的な言語発達をする場合もある。これらの子どもたちは、相互的な関わりの中で、しばしば、子どもたちが話しているの

と同じ水準で理解しているとみなされるために、混乱や不順守、他の不適応行動の危険性を招き、この非典型性は問題ととらえられる。

　定義によれば、核となる受容・表出言語発達における遅れや逸脱に加えて、ASDの人は語用言語や対人的な言語の使用に障害がある。語用スキルには、非言語性コミュニケーション（例：アイコンタクトやジェスチャー）、姿勢、会話上の話題維持、聞き手の視点の理解、韻律やイントネーションが含まれる。したがって、ASDの言語とコミュニケーションスキルを評価する際には注意をはらい、包括的な言語評価において個人のスキルの全貌を明らかにする必要がある。一般的な言語検査には、以下のものがある。

- Communication and Symbolic Behavior Scales（CSBS）
  コミュニケーション・象徴行動検査（Wetherby & Prizant, 2001）
- Communication Development Inventory（CDI）
  コミュニケーション発達検査（Fenson et al., 1993）
- Clinical Evaluation of Language Fundamentals, Fourth Edition（CELF-4）
  基礎言語臨床評価尺度 第4版（Semel. Wiig, & Secord, 2003）
- Comprehensive Assessment of Spoken Language（CASL）
  包括的話し言葉評価尺度（Carrow-Woolfolk, 1999）

参考文献

Bayley, N. (2005). *Bayley Scales of Infant and Toddler Development, Third Edition* (Bayley-III). San Antonio, TX: Pearson.

Carrow-Woolfolk, E. (1999). *Comprehensive Assessment of Spoken Language (CASL)*. Circle Pines, MN: American Guidance Services.

Dunn, L.M., & Dunn, D.M. (2007). *Peabody Picture Vocabulary Test, Fourth Edition (PPVT-4)*. San Antonio, TX: Pearson.

Fenson, L., Dale, P.S., Reznick, J.S., Thai, D., Bates, E., Hartung, J.P., Pethick, S., & Reilly, J.S. (1993). *The MacArthur Communicative Development Inventories: User's guide and technical manual (CDI)*. San Diego, CA: Singular.

Gilliam, R.B., & Pearson, N.A. (2004). *Test of Narrative Language*. Austin, TX: Pro-ed.

Klin, A., Sparrow, S.S., Marans, W.D., Carter, A., & Volkmar, F.R. (2000). Assessment issues in children and adolescents with Asperger syndrome. In A. Klin, F.R. Volkmar, & S.S. Sparrow (Eds.), *Asperger syndrome* (pp.309-339). New York, NY: Guilford Press.

Mullen, E. (1995). *Mullen Scales of Early Learning*. Circle Pines, MN: American Guidance Service.

Paul, R. (2005). Assessing communication in autism spectrum disorders. In F.R. Volkmar, R. Paul, A. Klin, & D. Cohen (Eds.), *Handbook of autism and pervasive developmental disorders* (3rd ed., pp.799-816). Hoboken, NJ: Wiley.

Reynell, J.K., & Gruber, C.P. (1990). *Reynell Developmental Language Scales (RDLS)*. Torrance, CA: Western Psychological Services.

Semel, E., Wiig, E., & Secord, W.A. (2003). *Clinical Evaluation of Language Fundamentals, Fourth Edition (CELF-4)*. San Antonio, TX: Pearson.

Semel, E., Wiig, E., & Secord, W.A. (2004). *Clinical Evaluation of Language Fundamentals, Preschool, Second Edition (CELF-Preschool 2)*. San Antonio, TX: Pearson.

Seymour, H.N., Roeper, T.W., & Villiers, J. (2005). *Diagnostic Evaluation of Language Variation (DELV)*. San Antonio, TX: Pearson.

Wetherby, A., & Prizant, B. (2001). *Communication and Symbolic Behavior Scales Developmental Profile, Preliminary Normed Edition (CSBS)*. Baltimore, MD: Paul H. Brookes.

Wiig, E.H., & Secord, W. (1989). *Test of Language Competence, Expanded Edition (TLC-Expanded)*. San Antonio, TX: Pearson.

Williams, K.T. (2007). *Expressive Vocabulary Test (EVT)*. San Antonio, TX: Pearson.

Zimmerman, I.L, Steiner, V.G., & Pond, R.E. (2011). *Preschool Language Scales, Fifth Edition (PLS-5)*. San Antonio, TX: Pearson.

👉 自己チェックテスト

1. 自閉症スペクトラム障害において、核となる言語スキルは、効果的に他者とコミュニケーションする能力と同等である。正しいか？　間違っているか？

2. 言語聴覚士が自閉症の評価において考えるべき3つの領域は何か？

3. 定義しなさい。
   受容言語
   表出言語
   語用言語

4. エコラリアは以下のことを示す。
   (a) 対人コミュニケーション
   (b) 以前聞いたことの反復
   (c) 意味のない音
   (d) 韻律

5. "行動もコミュニケーションである" とはどのような意味か？そしてそれは自閉症の評価においてどのように重要なのか？

6. 表出言語の評価は個人の話し言葉を測るのみである。正しいか？間違っているか？

7. 子どもの参加を促し、見通しを与えるため、臨床家が評価セッションで準備可能な外部構造化の具体例を挙げなさい。

8. 幼い、あるいは低機能の子どもたちを評価する際、臨床家が考慮すべき語用スキルは何か。

9. 年齢が高い、あるいは高機能の子どもたちを評価する際、臨床家が考慮すべき語用スキルは何か。

10. ASDの子どもの言語とコミュニケーションスキルを評価するために適切な検査を4つ挙げよ。

答　え

1. 間違い

2. 受容言語、表出言語、語用言語

3. 受容言語：聞こえてきた単語・フレーズ・文・会話上の言語を理解する能力

   表出言語：他者に意味を伝達するために単語や文を産出する能力

   語用言語：非言語性コミュニケーションや会話スキル、会話相手の視点取得、字義通りでない言葉を含む社会的な言語の使用

4. b

5. 59〜60 ページを参照のこと

6. 間違い：表出言語は話し言葉と非言語性コミュニケーションの両方を含む

7. 外部構造化の具体例：　写真の予定表、視覚的なタイマー、決められた席、使える用具の制限、活動の合間の決められた休み時間。アシスタントの補助もあるとよい

8. 考慮すべき語用スキル：　単語や行動の模倣、言語への応答、相互的関わりの開始、社会的ルーチンへの参加、共同注意の持続；大人主導の活動への参加。その他の例については 60〜61 ページを参照のこと

9. ターンテイキング、アイコンタクト、韻律、話題の維持、話題の転換、視点取得、推論、字義通りでない言葉。その他の例については 63〜64 ページを参照のこと

10. 解答の例：　CSBS: コミュニケーション・象徴的行動検査

    PPVT-4: ピーボディ絵画語彙検査

    CELF Preschool-2: 就学前の言語基礎に関する臨床評価 第2版

    CELF-4: 言語基礎に関する臨床評価 第4版

    TNL: ナラティブ言語検査

    CASL: 包括的話し言葉評価尺度

    EVT: 表出語彙検査

    TLC-E: 言語能力検査

第4章
行動プロフィールのアセスメント

　ある個人の行動プロフィールを理解することは、その人の発達的、言語的、認知的プロフィールを把握することと同じくらい重要である。自閉症の人の多くは逸脱した不適応的な問題行動を呈することがあるが、それは自閉症の症状に特異的なものではないとしても、対人関係、コミュニケーション、行動機能にネガティブな影響を及ぼし、同時に、その個人の真のスキルの範囲を隠してしまうことにもなる。これらの問題行動には、典型的なものとしては外在化する問題行動（例：攻撃性、自傷行為、衝動性、多動性、突発的行動、かんしゃく等）と内在化する問題行動（例：不安、抑うつ、受動性等）が含まれ、加えて、非定型行動がある。さらにいえることは、ある個人が構造化されたサポーティブな状況での標準化されたアセスメント場面では、課題を完璧にこなすことができたとしても、日常生活場面ではそのスキルを発揮できないということであり、そのことがスペクトラム上にある人にとって圧倒的な苦難となりうるのである。このことは、適応行動あるいは機能的なスキル適用の欠如と定義づけられる。したがって、臨床家はどの行動が最も問題であるのかを同定し、その問題をどのように最小化するか、除去するか、または代替行動に置き換えるか、といった提案をする必要がある。

　本章では外在化型の問題行動、内在化型の問題行動、適応行動について評価し、分析する様々な測度に焦点を当てる。併存する障害については第7章でより詳細に述べる。

> ### お急ぎ参照 4.1
>
> #### 学習に良くない影響を及ぼす行動
>
> - 不安
> - 不注意／気の散りやすさ
> - 多動性
> - 衝動性
> - 行動制御の悪さ
> - 新奇場面／初対面の人への慣れにくさ
> - 課題が求めることへの耐性の低さ
> - 複雑な教示を理解するには言語理解が限定されること
> - 物事を遂行する際の動機づけの低さ
> - 強迫的な行動および固さ
> - 常同運動
> - 模倣スキルが限定されること

標準化された行動評価尺度

　標準化された行動評価尺度はたくさんある。その一部を表 4.1 にあげた。これらのほとんどが臨床家の観察、親または養育者の報告を通じて行われる。(第5章、6章で概説してある) 自閉症の症状を測るものと違って、これらの尺度はもともと診断的なものを考慮しているわけではない。治療的介入を行うために問題行動を明確にする手段として、また診断フォーミュレーションをするための情報収集として、実施されるのである。

　自閉症スペクトラム障害 (ASD) の問題行動を評定する際に、第3章で強調して述べたように、行動とは言語やコミュニケーションスキルが限定された場面に直面した個人のコミュニケーションの手段となっていることが多い、ということを心に留めておくことは有用である。ある行動をそれ自体を切り離して解釈するべきではない (例：望ましくない、あるいは不適切な行動を取り除くために消去手続きのみを用いる)。むしろ、その行動の引き金になっているのは何

表 4.1 問題行動を評価する主な検査

1. Aberrant Behavior Checklist（ABC）
   異常行動チェックリスト日本語版（ABC-J）(Aman, Singh, Stewart, & Field, 1985)
2. Beck Anxiety Inventory（BAI）
   ベック不安尺度 (Beck, 1993)
3. Beck Depression Inventory（BDI-II）
   ベック抑うつ尺度 第2版 (Beck, Steer, & Brown, 1996)
4. Behavior Assessment Scale for Children, Second Edition（BASC-2）
   子どもの行動アセスメント尺度 第2版 (Reynolds & Kamphaus, 2003)
5. Brown Attention-Deficit Disorder Scales
   ブラウン注意・欠如障害尺度 (Brown, 2001)
6. Child Behavior Checklist（CBCL）
   子どもの行動チェックリスト（CBCL 日本語版）(Achenbach, 2001)
7. Children's Depression Inventory, Second Edition（CDI 2）
   小児抑うつ尺度 第2版 (Kovacs, 2010)
8. Children's Yale-Brown Obsessive Compulsive Scale for Pervasive Developmental Disorders（CYBOCS-PDD）(Scahill et al., 2006)
   イェール=ブラウン子ども強迫性障害尺度 広汎性発達障害児用
9. Conners' Third Edition（Conners 3）
   Conners 3 日本語版 (Conners, 2008)

か、それを持続させているのは何か、という問いを理解することで、ただ望ましくない行動を除去または低減するだけでなく、より適切で機能的なコミュニケーション手段を導入するための適切な修正を行うことができるのである。この分析のプロセスは、機能的行動評価と呼ばれる。

機能的行動評価

　機能的行動評価（Functional Behavior Assessment: FBA）の目的は、問題が非常に大きいために変える必要のある特定の行動を決定し、それを修正するプランを作成することである。FBAは不適応的な行動を減らすことに焦点を当てるが、一方で適応的な行動に置き換わる、あるいは補償するスキルを形成することにも焦点を当てる。FBAは、たいていは行動分析の専門家、例えば、認定行

動分析家（Board Certified Behavior Analyst; BCBA）や応用行動分析の技法に習熟している臨床家など、によって行われる。

　FBAをするために、臨床家は親や学校職員など子どもの生活に関わる大人と面談をすることで必要な情報を集める。子どもは場面によって行動が異なることがあるので、様々な人から話をきくことが重要である。まず、周囲の人たちに彼らが最も問題であり、修正の必要があると考えている行動は何かを尋ねる。その行動目的と考えられている事象についての情報を集める；どこで起こるのか、その行動が子どもや仲間・教師などの他者に及ぼす影響について知っておくことも大切である。また、最も大切なのは、問題行動が起こる場面で臨床家自身が子どもの行動を観察するということである。

　FBAの第1段階は、変容させる必要のある問題行動を特定することである。ASDの子どものFBAであげられる標的行動の例には次のようなものがある。

- 言うことをきかないという行動を減らす
- 言語表現の使用を増やす
- 常同行動を減らす
- 攻撃的行動を減らす

　（標的）行動を決めるのに、臨床家は対象児にとって次の点も明確にする必要がある、例えば、

- 言うことをきかないは、明確な言語による指示に10秒以内に従わないことと定義づけられる
- 物への攻撃性は、やったら壊れるということをわかったうえで、物を蹴ったり、バンとたたいたり、押したりすることと定義づけられる

　いったん教職員や保護者によって行動が特定されたら、臨床家はその行動や、それが機能に関連する要因の評定に入ることができる。

　行動を評定する際に、臨床家はその行動の機能を考慮する必要がある。そしてそのためには、その行動の先行条件（antecedent）、その行動の結果起こる帰結（consequences）を考慮する必要がある。先行条件とはその行動が起こる直前の状況である。それには様々な要因が関連しうる；個人への要求であった

> ## お急ぎ参照 4.2
>
> ### 機能的行動評価：A-B-C
>
> - Antecedent（先行条件）： 行動の引き金は何か？
> - Behavior（行動）： 標的行動（ターゲット行動）は何か？
> - Consequence（帰結）： 行動の結果、何が起こるか？

り（例：先生が子どもにテーブルに座って作業を始めるように言う）、個人の内的状態であったり（例：フラストレーション）、その時の外的環境であったり（例：騒がしい廊下）、それらの要因の組み合わせであったりする。時に、先行条件は十分に明らかではなく、機能のアセスメントを通じて真の先行条件が明らかになっていくこともある。ASDの人にとって、特に、言うことをきかないに関しては、先行条件はその時の要求の表出であることはよくみられ、実際のところ、それは先行条件の一部をなしている。より注意深く個人の機能や行動を検討することで、彼らの言語が著しく障害されていることが浮き彫りになる。つまり、彼は言うことをきかないという不服従の行動を示しているのではなく、するように言われたことの理解が限定されていたり、援助を求める言語が必要であることを示しているのである。

　また、臨床家には行動の帰結、つまり、行動の機能的意味や何がそれを強化しているのか、を評価することも求められる。そのためには、いつその行動が起こるのか、その行動や出来事の後に何が起こるのかをしっかりと観察する必要がある。例えば、好きではない活動や嫌な指示から逃れる手段として、標的行動（例：ぐずぐずいう）が起こることがある。別の例だと、注意をひく目的で標的行動（例：物への攻撃性）が起こることがある。自分の要求が大人から無視されていると感じた時にこの行動が現れることもある。

　重要なことは、ASDの人にとって、行動の機能は容易には明らかにならないということである。つまり、彼らと関わっている臨床家や教師が最初に認識したことと反対の場合があるかもしれないということがある。教室からのタイムアウトは不適切な行動への負の罰としてよく用いられるが、この負の罰は実際

> **重　要**
>
> 機能的行動評価の A-B-C を同定する。
> 1. Antecedent（先行条件）：問題となっている行動の引き金は何か？
> 2. Behavior（行動）：問題となっている行動は何か？
> 3. Consequence（帰結）：どの対応がその行動を持続させているのか？

には ASD の人にとっては負の強化として作用することがある。教室内での対人的相互的な関わりや対人的なやりとりをするよう求められる場面を避けられるからである。FBAを実践している行動療法家ですら、ある行動の機能を確定するのに時間がかかることがある。的確にその帰結や機能をつかむために、その行動を強化するような別の戦略を試してみたりもする。

　先に述べたように、FBAで得られた結果に基づいて、臨床家は問題行動を正確に同定することができるし、また同様に、その行動の引き金やその行動の機能も同定できるのだ。そして、この情報は、不適切な行動の出現頻度を減らし、適応行動の頻度を増やす行動プランを作成するのに用いられる。

適応行動のアセスメント

　ASDの人の診断的評価の最も重要な点のひとつは、適応機能のアセスメントである。適応行動は、"個人的および社会的充足を満たすのに必要な日常活動の遂行"と定義される(Sparrow, Cicchetti & Balla, 2005)。これは、人が自分の能力水準に基づいて日常生活で自立的に遂行できるスキルのことである。すなわち、適応行動とは個人が日々やっていること（遂行）であり、できること（能力）とは違う。例えば、文章で話す能力があるとしても、自発的に話さないのであれば、その人は適応的コミュニケーションにハンディキャップがあるということになる。定型発達において学童期の認知スキルが安定的なものと考えられているのと異なり、適応スキルは時間の経過とともに変わりうるし、外的または環境的要因に非常に影響を受けやすいものである。これらには直接的介入、環境の変化（例：

> **お急ぎ参照 4.3**
>
> **行動変容のワード**
>
> - 正の強化：目標-標的行動の増加、方法—随伴するものを加える
>   （例：ゴミを捨てる、ほめる）
> - 負の強化：目標-標的行動の増加、方法—随伴するものを取り去る
>   （例：ゴミを捨てる、リマインダーを止める）
> - 正の罰：　目標-標的行動の減少、方法—随伴するものを加える
>   （例：ぐずぐずいう、お手伝いを付加する）
> - 負の罰：　目標-標的行動の減少、方法—随伴するものを取り去る
>   （例：ぐずぐずいう、好きなおもちゃを取り上げる）

引っ越し、離婚）、トラウマ、発達上の成熟などが含まれる。この変化への感受性のために、適応行動は介入の経過を追っていくことや治療の結果を考慮する上で非常に重要となる。さらに、適応に関するアセスメントは練習効果がないので他の標準化された尺度よりも頻回に繰り返し実施することができる。

　適応行動は歴史的には知的障害（Intellectual disability: ID）の定義に含まれてきた。認知的障害だけでなく自立機能に欠如があることがIDの診断には求められている。DSM-IV-TR（APA, 2000）に定められている現在の基準では、精神遅滞と分類されるには、少なくとも2つの領域での適応機能の欠如が求められ、次のDSM-5においてもこの基準は踏襲されるであろう。ASDだけの場合とIDを併存している場合のプロフィールにみられる質的な違いは、適応行動の欠如が認知的な障害から予測されるものよりも低かったり高かったりしがちなことである。

　適応行動を測る尺度には、表4.2に示すようなVineland Adaptive Behavior

> **重　要**
>
> 適応行動＝通常にやっていることであり、能力ではない。

表 4.2 適応機能に関する尺度の比較

The Vineland Adaptive Behavior Scales, Second Edition (Vineland II)
ヴァインランド適応行動尺度 第2版（Sparrow, Cicchetti, & Balla, 2005）
- 誕生〜90歳
- 面接の実施に約 45〜60分
- 調査票およびそれに基づく面接
- 親／養育者が評定
- 教師が評定
- 適応行動 11 領域
- 不適応行動 4 領域

Adaptive Behavior Assessment System, Second Edition (ABAS-II)
適応行動尺度 第2版（Harrison & Oakland, 2003）
- 誕生〜89歳
- 回答に約 15〜20分
- 乳児／幼児用
- 成人用
- 教師／保育者用
- 適応行動 10領域

Scales of Independent Behavior, Revised (SIB-R)
自立的行動尺度 改訂版（Bruininks, Woodcock, Weatherman, & Hill, 1996）
- 乳児〜80歳
- 全スケールの面接を終えるのに約 45〜60分
- 適応行動 14 領域
- 問題行動 8 領域

Scale, Second Edition（Vineland II: ヴァインランド適応行動尺度 第2版）(Sparrow, Cicchetti & Balla, 2005)、Adaptive Behavior Assessment System, Second Edition（ABAS-II：適応行動評価尺度 第2版）(Harrison & Oakland, 2003)、Scales of Independent Behavior, Revised（自立行動尺度 改訂版：SIB-R）(Bruininks, Woodcock, Weatherman & Hill, 1996) がある。これら3つの尺度は、項目としては老年期よりも発達早期から思春期の適応領域に関連するものが多いが、誕生

> **重　要**
> ASDと知的障害の人にみられる適応に関する欠如は、しばしば認知能力に基づいて予測されるものより高かったり低かったりする。

から成人期後期までの適応機能を測るものである。

　VinelandとVineland IIは最も広く使用され、自閉症の適応機能について研究された尺度であり、オリジナル版の時からASDの人たちについての標準化された基準値がある（Carter et al., 1998）。さらに、適応行動のプロフィールは全体尺度と下位尺度に基づいたエビデンスのあるものとなっている。例えば、日常生活スキルは比較的強い領域であり、社会性のスキルは多くの場合最も弱い領域であり、コミュニケーションスキルはその中間である（Volkmar, Sparrow, Goudreau & Cicchetti, 1987; Carter et al., 1998）。コミュニケーション領域内では、数字や文字の知識や読み書きといった項目などの書字によるコミュニケーションが受容または表出コミュニケーション得点よりも高い傾向がある。それらは認知機能に関わらずASDでは比較的強い領域である。反対に、対人的スキルは最も低い領域になりがちであり、それは対人コミュニケーションや相互的な関わりの欠如の証拠となる。

　Vinelandは親または養育者に、その個人が何をしないかよりも何をするかに焦点を当て、自由に語ってもらえるよう半構造化面接の形式でたずねる。この会話的なアプローチは、直接的に質問していく方法よりも臨床的に有用な情報を得ることにつながる。ABAS-IIは広く用いられているが、面接形式ではなく質問紙の形式で親／養育者から情報をえるものであり、会話的アプローチをとるVinelandはこの点で他の尺度と異なっている。Vineland IIは3件法で得点

> **注　意**
> ある行動をするのにプロンプトが必要であるならば、Vinelandではその行動は"1"より上を得点するべきではない。"2"という得点はその行動が完璧に自立的に遂行される場合につけられる。

> **重 要**
>
> IQ（知能指数）と適応機能のギャップは、特に、知的能力が高い場合、年齢に伴って拡がる。つまり、新しい適応スキルの獲得は認知（知的）スキルの獲得と同じペースでは進まないということを示している。また、知能は適応行動よりも安定したものと考えられているが、ASDの場合、IQの変動があることが報告されている。

され、2はそのスキルが助けやリマインダーなしに通常遂行されるということを示す。1は身体的な介助なしに時々遂行されるスキルであることを示す。0はめったに、あるいはほとんど遂行されることがないことを示す。ASDでは、多くの人はプロンプトがあるとスキルを遂行することができる（すなわち、身体的、言語的、視覚的なプロンプト）。このような場合はたいてい1と得点される。

ASDでは、適応スキルはその個人がもっている認知能力よりもかなり下回ることが多い、特に、知的障害のないスペクトラム上にある人でそうである（Klin et al., 2007; Perry, Flanagan, Dunn, & Freeman, 2009; Kanne et al., 2010）。最も大きなギャップは社会性の適応スキルとIQの間に認められることが多い。つまり、高機能のASDの人たちはスキルのレパートリー（特に対人コミュニケーションスキル）を外的な支援無しに日常場面で応用することに困難を抱えている。歴史的にみても、認知能力の高いASDの人は知的障害を併存しているASDの人と同じだけの水準で治療的介入を受けることができないできた。最近の研究で、高機能の人は成人になっても自立の水準に至っておらず、適応行動はIQ単独よりも予後を予測する強力な指標であることが示されている（Farley et al., 2009; Howlin, Goode, Hutton, & Rutter, 2004）。

また最新の研究は知的障害のあるASDと知的障害のないASDに観察される

> **重 要**
>
> 適応行動は（環境の）変化に非常に敏感であり、外的要因（例：環境、介入、トラウマなど）に影響される。

適応機能のプロフィールの違いを明らかにしている。例えば、最近の調査では、知的障害のある人では Vineland の標準得点が IQ 値よりも高くなることが示されており、これは、、低機能の ASD の人は日常生活場面でスキルを応用する能力を潜在的にもっていること（例：Perry et al., 2009; Kanne et al., 2010）を示唆している。おそらく、日常生活スキルを教える治療の効果は個々人によって異な

お急ぎ参照 4.4

Vineland Adaptive Behavior Scales, Second Edition
（ヴァインランド適応行動尺度 第2版）
(Sparrow, Cicchetti & Balla, 2005)

コミュニケーション：誕生～90歳
- 受容言語
- 表出言語
- 読み書き

日常生活スキル：誕生～90歳
- 身辺自立
- 家事
- 地域生活

社会性：誕生～90歳
- 対人関係
- 遊びと余暇
- コーピングスキル

運動スキル：誕生～6歳；成人50歳～90歳
- 粗大運動
- 微細運動

不適応行動：3歳～90歳
- 内在化
- 外在化
- その他
- 不適応行動重要事項

るであろう。にもかかわらず、IQと適応機能の乖離(かいり)は認知能力に関係なく年齢とともに広がる傾向があることは、年齢が上がるにつれ、いわゆる発達と同じペースで新しい機能的スキルを獲得するのが困難になることを示している (Klin et al., 2007; Szatmari, Bryson, Boyle, Streiner & Duke, 2003)。この研究は介入の実践をつくるのに経過に伴って適応スキルの評価を繰り返し行う必要性を強く示唆している。また、Vineland は変化を敏感に反映するので、介入効果の尺度として有用であることも示されている。

まとめ

　行動アセスメントは、ASDの人にとって最も重要なものである。ASDでは、子どもでも成人でも、自己刺激的な行動から言うことをきかないといった不服従の問題、攻撃性、自傷行為まで、数多くの問題行動や不適応行動がみられる。難しい問題行動や適応機能に影響を与えるような行動が示される場合、機能的行動評価（Functional Behavioral Assessment; FBA）が実施される。FBAの目的は、ある行動に先行する事象とその帰結を同定することであり、それから、その行動を減少させたり、より適応的な行動に置き換えるためのプランが作成される。逸脱行動の評価尺度には Aberrant Behavior Checklist (ABC; Aman et al., 1985)、Conners, Third Edition (Conners 3; Conners, 2008)、Child Behavior Checklist (CBCL; Achenbach, 2001) がある。

　ASDの適応行動アセスメントの重要性は強調してもしすぎることはない。ASDの人はほとんどが適応機能に問題を抱えている；すなわち、認知的能力に比較して、日常生活における機能が著しく障害されているのだ。認知的に優れている人、すなわち、知的能力が平均から平均の上の人たちでさえ、適応機能の面では実質的に遅れを示すことはよくある。適応行動は予後の強力な予測因子であり、最新の研究によれば高機能の人たちでも、適応スキルが障害されているために、自立した大人の水準にまで達しないことが示されている。適応機能を測るのによく用いられる尺度には、Vineland Adaptive Behavior Scales, Second Edition (Vineland II; Sparrow et al., 2005)、Adaptive Behavior Assessment System, Second Edition (ABAS-II; Harrison & Oakland, 2003)、Scales of Independent Behavior, Revised (SIB-R; Bruininks et al., 1996) がある。これらの尺度には同年齢の集団と比較できる標準化された数値があり、また、養育者や支援者はその個人の年齢や知的能力に応じて自立的に遂行すべきである行動やスキルを知ることができる。このようにして同定された行動は個人の治療計画のなかに組み入れられるのである。

参考文献

Achenbach, T.M. (2001). *Manual for the Child Behavior Checklist*. Burlington: University of Vermont, Department of Psychiatry.
Aman, M.G., Singh, N.N., Stewart, A.W., & Field, C.J. (1985). The Aberrant Behavior Checklist: A behavior rating scale for the assessment of treatment effects. *American Journal of Mental Deficiency, 89*(5), 485-491.
American Psychiatric Association. (2000). *Diagnostic and statistical manual of mental disorders* (4th ed., text rev.). Washington, DC: Author.
Beck, A.T. (1993). *Beck Anxiety Inventory*. San Antonio, TX: Pearson.
Beck, A.T., Steer, R.A., & Brown, G.K. (1996). *Beck Depression Inventory, Second Edition*. San Antonio, TX: Psychological Corporation.
Brown, T.E. (2001). *Attention-Deficit Disorder Scales*. San Antonio, TX: Pearson.
Bruininks, R.H., Woodcock, R.W., Weatherman, R.F., & Hill, B.K. (1996). *Scales of Independent Behavior, Revised*. Rolling Meadows, IL: Riverside.
Carter, A.S., Volkmar, F.R., Sparrow, S.S., Wang, J., Lord, C., Dawson, G., . . . & Schopler, E. (1998). The Vineland Adaptive Behavior Scales: Supplementary norms for individuals with autism. *Journal of Autism and Developmental Disorders, 28*(4), 287-302.
Conners, C.K. (2008). *Conners Third Edition*. Torrance, CA: Western Psychological Services.
Farley, M.A., McMahon, W.M., Fombonne, E., Jenson, W.R., Miller, J., Gardner, M., & Coon, H. (2009). Twenty-year outcome for individuals with autism and average or near-average cognitive abilities. *Autism Research, 2*(2), 109-118.
Harrison, P., & Oakland, T. (2003). *Adaptive Behavior Assessment System, Second Edition*. San Antonio, TX: Pearson.
Howlin, P., Goode, S., Hutton, J., & Rutter, M. (2004). Adult outcome for children with autism. *Journal of Child Psychology and Psychiatry, 45*(2), 212-229.
Kanne, S.M., Gerber, A.J., Quirmbach, L.M., Sparrow, S.S., Cicchetti, D.V., & Saulnier, C.A. (2010). The role of adaptive behavior in autism spectrum disorders: Implications for functional outcome. *Journal of Autism and Developmental Disorders, 41*(8), 1007-1018.
Klin, A., Saulnier, C.A., Sparrow, S.S., Cicchetti, D.V., Volkmar, F.R.,. & Lord, C. (2007). Social and communication abilities and disabilities in higher functioning individuals with autism spectrum disorders: The Vineland and the ADOS. *Journal of Autism and Developmental Disorders, 37*(4), 748-759.
Kovacs, M. (2010). *Children's Depression Inventory, Second Edition*. North Tonawanda, NY: MHS.
Perry, A., Flanagan, H.E., Dunn, G., & Freeman, N.L. (2009). Brief report: The Vineland Adaptive Behavior Scales in young children with autism spectrum disorders at different cognitive levels. *Journal of Autism and Developmental Disorders, 39*(7), 1066-1078.

Reynolds, C.R., & Kamphaus, R.W. (2003). *Behavior assessment system for children, Second Edition.* San Antonio, TX: Pearson.

Scahill, L., McDougle, C.J., Williams, S.K., Dimitropoulos, A., Aman, M.G., McCracken, J.T., . . . & Vitiello, B. (2006). Children's Yale-Brown Obsessive Compulsive Scale Modified for Pervasive Developmental Disorders (CYBOCS-PDD). *Journal of American Academy of Child and Adolescent Psychiatry, 45*(9), 1114-1123.

Sparrow, S.S., Cicchetti, D.V., & Balla, D.A. (2005). *Vineland Adaptive Behavior Scales, Second Edition.* San Antonio, TX: Pearson.

Szatmari, P., Bryson, S.E., Boyle, M.H., Streiner, D.L., & Duke, E.E. (2003). Predictors of outcome among high functioning children with autism and Asperger syndrome. *Journal of Child Psychology and Psychiatry, 44*(4), 520-528.

Volkmar, F.R., Sparrow, S.S., Goudreau, D., & Cicchetti, D.V. (1987). Social deficits in autism: An operational approach using the Vineland Adaptive Behavior Scales. *Journal of the American Academy of Child & Adolescent Psychiatry, 26*(2), 156-161.

☞ 自己チェックテスト

1. 行動面のアセスメントは重要である、なぜなら：
    (a) 問題行動は対人コミュニケーションの機能にネガティブな影響を及ぼすから。
    (b) 問題行動は地域のなかで機能する能力にネガティブな影響を及ぼすから。
    (c) 幼児期の行動の機能が成人期の予後に影響するから。
    (d) AとBの両方

2. 適応行動とはどのように定義づけられるか。

3. 内在化する行動とは、＿＿＿＿＿や＿＿＿＿＿などである。

4. 外在化する行動とは、＿＿＿＿＿や＿＿＿＿＿などである。

5. 機能的行動評価（Functional Behavior Assessment）とは、＿＿＿＿＿＿。

6. FBA を実施するのは：
    (a) 教師
    (b) 親
    (c) 認定行動分析家
    (d) 言語聴覚士

7. 行動評価では、A-B-C はなにを表しているか？

8. なぜ FBA は自閉症の評価にとって重要な要因となるのか？

9. それぞれの意味を記しなさい。
    正の強化
    負の強化
    正の罰
    負の罰

10. 適応行動とは、ある個人がすることが可能なスキルのことである。正しいか？　間違っているか？

11. なぜ適応スキルの評価が自閉症のアセスメントに必要なのか？

12. 知的障害の診断基準を満たすためには、2つの領域でなんらかの重大な欠如を示す必要がある？

13. ASD の予後を予測する強力な因子はなにか？　認知能力（知的能力）か、適応スキルか？

14. 年を取ると、認知的発達と同じペースで機能的スキルを獲得することはできない。正しいか？　間違っているか？

15. 適応行動とは変わらない固定的なものである。正しいか？　間違っているか？

16. 適応機能を測る尺度を2つあげよ。

答え

1. d

2. 個人的および社会的充足を満たすのに必要な日常活動の遂行

3. 不安、悲しみ、ひきこもり

4. 攻撃性、自傷、衝動性、かんしゃく

5. FBAとは、破壊的な性質ゆえに変容させる必要のある行動を特定するために、また、特定された行動を修正するプランを作成するために用いられる行動アセスメントである。FBAは不適応行動を減少させると共に、それに置き換わる適切なスキルや補償スキルを確立することの両方に焦点を当てる。

6. c

7. 先行する事象 antecedent ― 行動 behavior ― 帰結 consequence

8. 77～80ページを参照

9. 正の強化：目標－標的行動の増加；方法‐随伴刺激を付加する
   負の強化：目標‐標的行動の増加；方法－随伴刺激を取り去る
   正の罰：　目標‐標的行動の減少；方法－随伴刺激を付加する
   負の罰：　目標‐標的行動の減少；方法－随伴刺激を取り去る

10. 間違い

11. 80～85ページを参照

12. 認知および適応スキル

13. 適応スキル

14. 正しい

15. 間違い

16. Vineland Adaptive Behavior Scales, Second Edition (Vineland II)
    ヴァインランド適応行動尺度 第2版 (Sparrow, Cicchetti & Balla, 2005)

    Adaptive Behavior Assessment System, Second Edition (ABAS-II)
    適応行動尺度 第2版 (Harrison & Oakland, 2003)

    Scales of Independent Behavior, Revised (SIB-R)
    自立行動尺度 改訂版 (Bruininks, Woodcock, Weatherman, & Hill, 1996)

第5章
臨床面接と記録の再考

　自閉症特性の評価は多面的である。それには自閉症スペクトラム障害(ASD)の、あるいはそれが疑われる人の直接観察および親や養育者、周囲の関係者や専門家からの広範な情報収集が含まれる。臨床場面での評価と他者（例：両親、保護者、支援者、医師、教師）からの報告は、ともに有用で非常に重要な診断のための情報源なのである。実際のところ、個人の診断プロフィールをより深く理解するためには、複数からの情報を統合していくことが不可欠である。したがって、この章と次の章で述べる評価内容は、診断をするにあたって同じくらい重要な役割を占めているのである。

　第5章では、親や養育者との面接を通して、現在の様子や幼少期の発達歴に関する詳細を得ることに焦点をおく。また、以前の教育場面でのアセスメント結果や臨床評価、さらに可能であれば自然な場面における子どもの行動観察結果から得られる情報についても考察していきたい。ここでは、自閉症や自閉症に関連する状態の発達プロフィールに関する知識や経験を有する人であれば、多岐にわたる分野の臨床家であっても情報を得ることができることを強調しておきたい。

重　要

診断的な全体像を理解するには、本人への直接評価に加え、親や保護者、学校関係者、支援機関の関係者、医師などから複数の情報を集めることが必要不可欠である。

臨床面接

　臨床家の大多数は生育歴などの情報を親から得るかもしれない。この"親"という表現が本章を通して用いられるが、養育の中心を担い（例：親やその他の家族、後見人）本人をよく知る人であれば情報提供者となりえる。

　親と面接する際、自由回答の質問をすることで、子どもの行動の詳細を得ることができる。また、親とラポールをとることにも、この自由回答の質問が役立つ。しかしながら、必要に応じて単一回答の質問もさらに詳細な情報を得るために、時には使われることがある。

　包括的な診断面接は、以下の情報を得ることが必要となる。

1. 主訴の確認
2. 発達歴
3. 既往歴
4. 家族歴
5. 教育歴と支援歴
6. 社会性と遊びの発達
7. 行動

主訴の確認

　ふつう面接は本人に関する心配事を情報（主訴）として聞き出すことから始まる。主訴に関する情報は親の考えの中心となるものであり、評価を希望する理由でもある。主訴の内容は、発話、言語、コミュニケーションスキルの発達の遅れや特異的行動、限定的な関心、社会性の非定型な発達など、自閉症特性に直接関連するものであることが多い。しかし、主訴の内容が診断基準とは関連がないこともしばしばあり、安全性の問題、非典型的な食事スタイルや睡眠パターン、学校の問題、攻撃的行動、自傷行為、あるいは身辺自立スキルの獲得の遅れや異常に及ぶことがある。このような行動は本人や家族の日常生活を疲弊させることもあり、本来の自閉症特性を不明確にしてしまうことがよくある。上記のような行動は根底にある社会性の障害によって引き起こされるものであ

> **注 意**
> 診断基準とは直接関係のない問題行動（例：睡眠や食事における問題、攻撃性、自傷行為、危険認知の欠如）が主訴の内容となることがしばしばある。専門家は上記のような行動が自閉症本来の特性と混同されやすいをことをよく認識し、破壊的素行障害などの症状と誤解しないよう留意するべきである。

り、破壊的な素行障害（Conduct Disorder）、情緒不安定、あるいは学習障害などへの誤診を避けるため、専門家はこの事実を認識しておく必要がある（行動機能を評価するためのFBA実施については、第4章の記述を参照）。

　主訴についての情報を得る時、どのような状況下（例：家庭、学校、地域）で行動が現れたのか、また、その問題行動が子どもやその家族の機能を日常的にどの程度脅かすのかを聞き出すことも重要である。ASDの人たちの行動は、場面に慣れている度合いや構造化、環境刺激、要求の複雑さによって現れ方が異なってくる。そのため、多様な情報提供者から様々な場面における様子を聞きとることが必要なのである。

発達歴
　次のステップは本人の幼少期における発達歴を聴取することである。とりわけ、早期発達の段階（運動、言語、社会性、行動）が年齢相応であるかということに焦点が当てられる。例えば、寝返り、独り座り、はいはい、独歩、喃語、1語文、2語文、多語文の使用などである（お急ぎ参照5.1）。また、ASDの子どもは早期の社会性の発達に遅れがみられたり、社会性の行動が他児と一致しない、あるいは欠如したりすることがある。そのため、指さし、対人的微笑み、アイコンタクト、いないいないばあなどの簡単なやりとり遊びなどがあったかの情報も必要である。さらには行動面の情報も聴取する必要があり、排泄、睡眠パターン、食事（授乳／哺乳瓶の使用も含まれる）、行動制御（例：攻撃性、自傷行為、かんしゃく／自己主張の激しさ）などが含まれる。

　すでに述べているが、ごく少数のASDの子どもたちは発達の停滞あるいは退

> **注 意**
> 世界中の研究によって、自閉症スペクトラム障害とワクチン、水銀、チメロサールとの間には関連性がないことが証明されている。親に正しい知識をもってもらうためにも、また、不確かな環境要因とASDとの関係に不安を抱く親の悩みを和らげるためにも、専門家はこれらの研究結果に精通していなければならない。

行をみせることがある。これはスキル獲得が減速したようにみえたり既に獲得しているスキルを失ったりすることがあるためである。この発達の減速や退行が多く報告されるのは12か月から24か月の間で、自閉症特性が一番顕著に現れる時期でもある。したがって、専門家は行動の現れ方に変化が起こった時期を詳細に知る必要がある。また、不確かなASD発症の因果関係（例：Keelan & Wilson, 2011; Gupta, 2010; Offit, 2008, and Institute of Medicine Immunization Safety Review Committee, 2004）に対する親の不安を和らげるためにも、環境要因（例：ワクチン、水銀、チメロサール）とASDの関連性がないという研究結果を熟知しておかなければならない。

　発達歴の聴取の次は、いつ、誰が（例：両親、小児科医、保育士）初めて子どもに対して心配を抱いたのかを聞かなくてはならない。最初の心配がどの発達要因と関連しているのか、そしてその時にどのような対応がとられたのかを明確にしておくべきである。子どもが実際に診断される時期や療育を開始する時期と心配を抱き始めた時期に時間的な差があることがよくあるが、親にとってはデリケートな内容かもしれない。また、子どもが第1子の場合、親の多くは自身の子どもの発達を比較する対象基準がないため、子どもがその年齢に期待される発達を遂げていないということになかなか気づけないのである。これらの実態を認識し、懸念を抱き始めた時のことを話す親に共感を示しながら面接を行ってほしい。

お急ぎ参照 5.1

発達段階

- **運動発達**
  - 寝返り
  - 独り座り
  - 目的のある手の動き
  - 独り歩き

- **言語発達**
  - クーイング
  - 喃語
  - 単語
  - 2〜3語連鎖
  - 多語文

- **社会性**
  - 対人的微笑み
  - アイコンタクト
  - 共同注意
  - 興味・関心を示す指さし
  - やりとり遊び

- **行動**
  - 食事
  - 睡眠
  - 排泄
  - 攻撃性
  - 自傷行為
  - かんしゃく

既往歴

　発達歴に加え、専門家は子どもの現状に影響しうる医学的な問題がないかを聞きとる必要がある。他の障害と鑑別したり、あるいは併存する診断の有無を確認したりするため、医学的情報が役立つのである。ここでいう医学的情報とは、母親の妊娠期間や分娩・出産時の状況、胎児期の異常、アプガー指数、出生児の無酸素状態の有無、黄疸、出生直後の処置（酸素吸入、保育器の使用、光線

> **注　意**
>
> 言語発達遅滞を伴っている子どもにおいては、難聴の可能性を除くためにも聴力検査を済ませておくべきである。行動検査にのれないASDの子どもには、鎮静状態で行う聴性脳幹反応とよばれる聴力検査を実施することができる。

療法)などが含まれる。自閉症スペクトラム障害の可能性が高い子どもにおいて、遺伝子検査や聴力検査の結果がすでに出ている場合は、それらについても聴取する必要がある。また、てんかん発作がある場合も書き留めておくことが必要である。

ASDの子どもの多くに言葉の遅れがみられ、それがある場合には、過去に中耳炎を発症していないかを確認するべきである。一部ではあるかもしれないが、中耳炎が言葉の遅れに影響を及ぼしているかもしれないのである。出生児に聴力検査を行っている場合は、再検査を勧めるとよい。行動の状況で検査実施が難しい時は、鎮静状態での聴性脳幹反応の検査が代替となる。

家族歴

ASDの遺伝的要因を考慮すると、家族歴を聴取することは必要不可欠である。まず、第1親等、第2親等、第3親等までの近親者にASDと診断されている人がいないか、あるいはASDの疑いのある人がいないかを確認する。そしてASDと関連のある特徴（例：社会的脆弱性、不安障害、言語発達遅滞、常同行動、強迫観念、チックなど）がないかについても確認が必要である。さらに、知的障害、気分障害、統合失調症、染色体異常などの臨床状態についても聴取しておくとよい。家族歴聴取の出発点として、家系図を入手しておくのもよいかもしれない。

家族歴という繊細な情報であるため、聴取内容を常に報告書に載せるかというと適切ではない場合もあることを覚えておいてほしい。しかし、専門家にとっては、診断を確定したり家族支援サービスへの紹介状を書いたりする際に重要な役割を果たすのである。例えば、ある母親が気分障害を患っており、服薬して安定しているとしたら、報告書の中で特に焦点を当てる必要はないだろ

> **注 意**
> 被験者にとって直接的な利益がない限り、家族歴の聴取で得られるデリケートな内容については必ずしも報告書の中で記載しなくてもよい。具体的な内容を記載せず、曖昧な表現を用いることによって専門家は特定の家族を傷つけることを避けることができる。
> - **良い例**： ジョニーの家族歴に要配慮。きょうだい児が自閉症の診断があり、また母方の家族に鬱患者あり
> - **不適切な例**： ジョニーの6歳の妹であるリサに自閉症の診断歴あり。また、母親であるジェニファーは大うつ病によりゾロフトを服薬中

う。しかし、もし母親の抑うつ症状によって養育困難になった場合、母親の情報を報告書内に省略することなく記載し、家族支援機関に提供される必要がある。時には、家族歴を報告書で記載する際、人物を特定せずに記述することもある。例えば、記述方法を具体的（例：家族歴に配慮。6歳の長女であるリサに自閉症の診断あり）にするよりも曖昧（例：家族歴に配慮。母方の家族にうつ患者あり）にしたりすることもある。実際の記載例は第8章を参照されたい。

教育歴と支援歴

　教育歴および支援経過の情報も同様に重要である。当事者が年齢が高くても、幼少期の支援歴の聴取は必要で、公立機関によるもの、民間機関によるもの、あるいは両者によるサービスだったのかを記録しておく。支援内容としては、言語指導、作業療法、理学療法、遊戯療法、行動介入などが含まれる。学齢期の子どもにおいては、先に述べた内容に加え、グループ活動や個別指導で行われたソーシャルスキルトレーニング（マンツーマン指導、専門職助手による指導、

> **重 要**
> 学業における得手・不得手を記録する。強みとなることは弱みをカバーするのに役立つとされる。また、得手、不得手の有意差も評価しておくとよい。

> **お急ぎ参照 5.2**
>
> **学業面の質問内容**
> - 時間の概念と数概念（数学）の理解度
> - 読解における内容理解と読み
> - 物語、テーマ、時系列での事実の理解
> - 社会的背景や物語の内容から推察、あるいは判断するスキル
> - 個人の関心ごとではなく、提示された話題に集中する力

コンサルテーションなど）についても聞いておくとよい。さらには、食事療法、アニマルセラピー、服薬、サプリメントの摂取の有無などについても聞き、どの程度効果があったのかを確認しておくべきである。

　教育歴については、現在と過去における各教科の成績を聞いたうえで、子どもにとって得意な教科、不得意な教科を記録しておく。子どもの強みに関するたくさんの情報をできるかぎり得ることは、本人の不得手・弱みを評価するのにも大変役立ち、子どもの強みを弱みをカバーするのに活かすことができる。ASDにおいて、抽象的なこと（数学、時間の概念）の概念化を要する教科が苦手科目となりやすい。また、時間軸に基づいて物語やテーマを口頭や文書で理解すること（読解、読書感想文）も難しいとされている。一般的に文章を読むことよりも、内容を読解することの方がはるかに難しいと言われており、ASDの子どもたちは文字や単語を認識することよりも書かれている内容を読み解くことに困難さがあるとされている。解読力（文字認識力）と読解力の乖離（かいり）が大きい場合は、学習障害の可能性が高い（第7章を参照）。

　親からの聞きとりに加え、支援の内容や頻度、そして現在実施している支援

> **重　要**
> 現在や過去の個別教育計画や個別家族支援計画を手に入れることで、特別支援教育の情報を得ることが可能になるのである。

の目標やねらいが記されているため、子どもの個別教育計画（IEP）の内容や個別家族支援計画（IFSP）のコピーを取り寄せるのも有効である。また、それらには各ねらいにおける進捗状況が記されているため、参考にするとよい。これらの書面を親との面接前に入手しておけば、教育プログラムについての情報を集めたり整理したりするのに必ず役立つであろう（第5章の考察を参照）。

社会性と遊びの発達

定型発達児の場合、1歳未満の子どもであっても他者を、とりわけ子どもを観察することを楽しむ。そして、他者への関心は発達するに伴って強化されていく。ASDの子どもにおいては他者を観察することが少なく、また他者の行動に興味をもつことも少ない。しかしながら、ASDの子どもであっても、定型発達児と同様に様々な気質のバリエーションがあることを忘れてはならない。ある子は幼少期から外に出て行く社交的なタイプかもしれないし、ある子はとりわけ新奇場面では無口で自信のないタイプかもしれない。

幼少期の発達歴を聴取したあとは、現在の社会的行動についての情報を得る必要がある。2～3歳の幼児や4～5歳児においては、身近な大人（例：家族、養育者、保育士）や同年代児（例：保育園、親子グループ、誕生日会など）とどのように関わるのかを記録する。やりとり遊びに関心を示すか、やりとり遊びを行うか、おもちゃを適切に扱うか、他児が至近距離にいるのを我慢できるかなどについて聞くとよい。多くのASDの子どもはおもちゃの感覚的な側面に興味を示すことが多い。例えば、おもちゃの機能を理解した遊びとは異なり、ミニカーのタイヤを回す、横目で物を凝視する、物やおもちゃを並べるなどといったことに関心をもつ。通常、象徴遊びは2歳の誕生日を迎えた頃から始まる。定型発達児は人形にご飯を食べさせたり、ご飯を作る真似をしたり、道路に見

重　要

子どもの気質には多様性がある。ある子は幼少の頃から外に出て行く社交的な子どもかもしれないし、ある子は新奇場面において無口で自信のない子どもかもしれない。

立てた場所でミニカーを走らせたりすることなどを楽しむ。一方、ASDの子どもあるいはその特性をもつ子どもは、見立て遊びやふり遊びの発達に遅れがみられる。したがって、想像遊びが芽生えてきているか等、遊びの質について詳しく聴取する必要がある。

　学齢期の子どもの場合は、他児への関心、相互的な友人関係、友人と遊びに行く機会や出かける機会の有無、スポーツなどのグループや余暇活動への参加、そして本人の趣味や興味について聞くとよい。さらに対人関係での困難がある場合、どの程度の認識があるかを確認しておくとよい。また、一人で過ごしたいのか、あるいは他者と関わりたいのかといった対人的交流への動機づけを確認しておくことも必要かもしれない。ASDの子どもは他者と関わることに興味をもっているが、どのように接していけばよいのか、どのようにやりとりに参加したらいいのかがわからなかったり他者への興味がわくのが遅かったりするのである。定型発達の子どもと同様に、ASDの子どもでも対人的関心の度合いは様々なのである。

　また、子どもがどのように他者と関われるかについても情報を得ておく必要がある。例えば、友だちと適切に関わるには大人がしっかりとした構造を組み立てておく必要があるのか、他児と関わるにはある特定の環境が必要なのか、限られた話題の中でしか他者と関われないのか、などといったことである。これらの対人関係の情報は診断する上でも大事だが、療育支援をしていく上でも重要である。さらに、いじめの経験が自己確立や自己概念の形成に悪影響を及ぼすことがあるため、他児からからかわれた経験や学校でいじめにあった経験がないかについても親に聞いておく必要がある。

　アメリカ本土では、多くの州がいじめ防止の目的や被害者を守るためにいじめ防止条例を定めている。これらの情報源は親や学校支援者に行き届いていな

重　要

ASDの人たちはいじめの被害者となってしまうことがよくある。いじめやひどいからかいの被害にあっていないかを親や本人に直接確かめることが必要である。アメリカの多くの州ではいじめ防止条例を定めている。

ければならない（訳注：わが国においても2013年に"いじめ防止対策推進法"が施行された）。

現在の行動

　親面談を実施する際、子どもや家族の生活に影響しうる特異的な行動や問題行動がないかを確認すべきである。診断基準を満たすには過去と現在において以下のような行動の有無について聞くべきである。限局された興味、常同行動や反復行動（例：何かに執着する、ある行動を繰り返す）などで、具体的には、自己刺激行動（例：ある感覚刺激を求めたり避けたりする、横目でみるなどの視覚刺激の偏り）、限定された興味・関心（例：ある話題に関する異様なまでの関心で、執着となる）、常同運動（例：手をヒラヒラ動かす、指の奇妙な動き、ロッキング）などが含まれる。そしてこれらの行動が、おかれている環境下で本人や家族の生活に影響を及ぼしていないかを確かめる必要がある。（例：子どものかんしゃくを防ぐため、あるいは行動を落ち着かせるために、家族は努力をし過ぎていないか、等）

　ASDの人たちの多くは柔軟に行動することに困難を抱えており、思考や行動面において硬さがみられる。したがって、儀式や強迫的な傾向、一定のパターンに基づいた行動がないかを確認しなければならない。例えば、あるフレーズを決まった形で言うことや他者に同じ言い方で話すように固執すること、また、ルーチンとなっている行動をとることに執着するあまり、かなわなかった時にひどく落ち込むこと、あるいはルーチンの変化に困難を示すこと、などがある。ここで、定型発達の幼児においても、特定のルーチンをもって行動した方が安心でき、儀式的な行動を示すことがある。定型発達の幼児が示すルーチンや儀

重　要

ASDの人の特異な行動が、家族が毎日の生活を送るのにどの程度影響を及ぼしているのかを聞く必要がある。また、その行動を落ち着かせるのにどの程度家族が努力を強いられているかについても記録しておく必要がある。特に親は子どもの行動に寛容で、家族が強いられている忍耐の度合いに気づいていないことがある。

> **重　要**
>
> 児童期、思春期、そして成人期のASD評価では、不安感や悲壮感、絶望感や無力感などの本人の心的状態に関する情報を集める必要がある。

式は、生活機能への大きな支障はないことを忘れてはならない。

　攻撃的な行動や自傷行為についても記録しておく必要がある。コミュニケーションスキルの発達に著しい遅れを示しているASDの子どもの場合、彼らは行動でコミュニケーションをとる。この特有のコミュニケーションは家族や教師、保育士に向けた攻撃性をエスカレートさせることがある。同じように、ASDの子どもはごく小さな出来事に大きく刺激されてしまい、行動制御を失ってしまったり、極端に長引くかんしゃくを起こしてしまったりする。かんしゃくや行動制御の欠如（自傷行為や攻撃行動を含む）について話し合う時は、それらの頻度や本人や家族が感じているストレスの程度、そして何が行動の原因となり何がその行動を軽減させているのかについても聞いておく必要がある。第4章にも述べたが、機能的行動評価を実施することで本人の行動についての情報を十分に得ることができるのである。

　学齢期や思春期の子ども、そして成人の場合には心的状態、とりわけ不安感や悲壮感、絶望感や無力感を抱いていないかを尋ねるとよい。言語能力に限りのあるASDの当事者であっても、行動制御の欠如やイライラ感、行動パターン（食生活や睡眠リズム）の変化などによって不安障害や抑うつの症状をみせることがある。したがって、専門家は気分障害の可能性をここでしっかりと評価しなくてはならない。気分障害等についての詳細は第7章を参照されたい。

現在や過去の様子に関する情報収集の方法

臨床面接

　自閉症の領域においては、Autism Diagnostic Interview, Revised（ADI-R: 自閉症診断面接 改訂版））(Rutter, LeCouteur, and Lord, 2003)と呼ばれる、養育者か

> **注 意**
> ADI-Rアルゴリズムの点数のみで確定診断をするべきではない。行動評価で導き出したアルゴリズムの点数が、その他の評価結果と合わせて幅広く解釈されることが重要なのである。

ら診断に必要な情報を得るのに最も一般的で理想的な半構造化面接がある。面接の実施と回答内容の採点には、多大な訓練を要する。各質問は DSM-IV-TR（『DSM-IV-TR 精神疾患の診断・統計マニュアル』医学書院）の広汎性発達障害の診断基準に基づいて作成されているため、ASDに関連した行動特性をも精査できるようになっている。自閉症、ASD、あるいは非ASDの基準を満たすか否かを示す重要項目の点数を用い、診断アルゴリズムが作られる。しかし、この点数の結果のみで決して診断されるべきではなく、得られた情報は包括的な評価の結果と共に統合され、分析する必要がある。

ADI-Rは面接実施には約3時間を要する。内容は社会性、意思伝達、常同行動／限定された興味といった3つの主要な診断基準を網羅しており、3領域における早期発達歴や現在の様子について詳しく問う質問が含まれている。また、スキル発達における退行や停滞の可能性を識別するため、スキル喪失についてのセクションも設けられている。ADI-Rは、標準化された形式で親から子どものASD特性についての情報を得るために使用されている。研究場面で使用されることが多いが、臨床場面においても非常に有用である。

スクリーニング尺度

ASDリスクの高い幼児を集団の中から早期に発見するスクリーニング尺度がいくつか開発されている。これらのスクリーニング尺度は親の報告によるものが一般的であるが、中には専門家の観察によって評価するものもある。自閉症の可能性を高く示す行動に関連する項目を含み、アイコンタクト、対人的微笑み、共同注意、模倣スキル、他者への関心、興味を示す指さし、ふり遊びなどの断片的な行動観察結果によるものである。これらのスクリーニング尺度はあくまでもASDリスクの高い子どもを抽出することにあり、本来、診断目的ではない。

> ## お急ぎ参照 5.3
> **スクリーニングにおいて発見されることの多いハイリスク行動**
> - 呼名反応の低さ
> - 不十分なアイコンタクト
> - 共同注意の不足
> - 模倣スキルの不足
> - 対人的微笑みの欠如

したがって診断・評価の場面では使用されるべきではない。
　一般的に多く使用されているスクリーニング尺度を以下に挙げる。

- The Checklist for Autism in Toddlers（CHAT）
  乳幼児期自閉症チェックリスト（Baron-Cohen et al., 2000）
- 乳幼児期自閉症チェックリスト修正版
  The Modified Checklist for Autism in Toddlers （M-CHAT）
  日本語版M-CHAT（Robins, Fein, Barton, & Green, 2001）
- The Communication and Symbolic Behavior Scales, Developmental Profile: Infant-Toddler Checklist (CSBS-DP: Infant-Toddler Checklist)
  コミュニケーション・象徴行動検査−発達プロフィール：乳幼児チェックリスト（Wetherby & Prizant, 2002）
- The Screening Tool for Autism in Two-Year-Olds（STAT）
  2歳児自閉症スクリーニング（Stone, Coonrod, & Ousley, 2000）

　多くのスクリーニング尺度は親への聞きとり場面において最も使いやすいように作られている。例えば、CSBS-DP Infant-Toddler Checklist や M-CHAT などは5分で完了できるようになっているなど、ハイリスク行動が気になってい

> ## 重　要
> スクリーニング尺度はASDリスクを選別するためのものである。診断目的で使用するべきではなく、発達や言語、あるいは診断・評価の代替とはなりえない。

る小児科医や専門家が簡便に実施できるようになっている。CSBS-DP Infant Toddler Checklist は 6 か月から 24 か月の幼児の発達遅滞のハイリスク行動を発見するのに適しており、一方、M-CHAT は 16 か月から 30 か月の子どもの自閉症に特化したハイリスク行動の発見に適している。各尺度の感度と特異度は子どもの年齢や質問の数によって大きく左右されることは周知のことであるが、子どもの発達をより精密に検査する必要があるという警鐘を鳴らすのに非常に優れているのである。ASDハイリスクとされる行動には、名前を呼ばれた時の反応の低さ、不十分なアイコンタクト、共同注意の不足、模倣スキルの不足、対人的微笑みの欠如などが含まれ（Robins et al., 2001）、それらを早期に発見するスクリーニング検査は診断・評価につなげるのに役立つのである。

評定（レーティング）尺度

包括的な面接に加え、子どもの社会的スキルや ASD 関連の行動を評定（レーティング）するために尺度が使われ、その形式には親記入、本人記入、教師による報告のものがある。子どもの行動は状況によって変化するため、評定尺度で専門家は様々な場面での情報を得ることが可能になる。評定尺度は情報収集するのに非常に有効ではあるが、スクリーニングツール同様、単独で診断を確定できるものではない。たとえ評定の点数が"自閉症を示唆する"範囲内であったとしても、これだけで本人が本当に障害か否かを判断するには不十分である。確定診断には不十分だと指摘された症状が、介入プログラムの計画には非常に重要な情報となる。

現在、一般的に広く使用されている評定尺度には以下のようなものがある。

- The Social Responsiveness Scale（SRS）
  対人応答性尺度（Constantino & Gruber, 2005）
- The Social Communication Questionnaire（SCQ）
  対人コミュニケーション質問紙（Rutter, Bailey, & Lord, 2003）
- The Childhood Autism Rating Scale, Second Edition（CARS-2）
  小児自閉症評定尺度 第2版（Schopler, Van Bourgondien, Wellman, & Love, 2010）
- The Gilliam Autism Rating Scale, Second Edition（GARS-2）
  ギリアム自閉症評定尺度 第2版（Gilliam, 2006）

The Gilliam Asperger Disorder Scale（GADS）
ギリアム アスペルガー障害尺度（Gilliam, 2002）
- The Autism Behavior Checklist（ABC）
自閉症行動チェックリスト（Krug, Arick, & Almond, 1980）

感覚に関する注意

　感覚異常に対する様々な介入が試みられてきたが、ASDの当事者は生涯にわたって感覚の問題をもつとされている。これら感覚に関する症状は、感覚刺激に対する過敏性や鈍磨によるものやある特定の感覚刺激を求める傾向によるものである。ある人は音に対し非常に敏感であったり（例：両手で耳をふさぐ）、触感に敏感であったり（例：衣服のタグを嫌う）する。またある人は痛みや手触りに無反応で、この症状はけがを負う可能性を増長させてしまう。またある人は、ある特定の視覚刺激を求め、横目で物を観察したり目の前で物をヒラヒラさせたりする。ASDにおいて感覚異常は多くみられるが、これらの行動が自閉症特有のものではないため、いままでに診断基準の一部となったことはない。しかし、DSM-5 では感覚を限局された興味と常同行動のサブカテゴリーの中に含めている。感覚異常を評価するための尺度として広く用いられているのが the Sensory Profile で、乳幼児期用（Dunn, 2002）、学齢期用（Dunn, 1999）、青年期／成人期用（Brown & Dunn, 2002）がある。また、学校での様子を基にした専門家評価のもの（Dunn, 2006）も出版されている。

記録の見直し

　正確に診断・評価を行うためには、専門家は過去の臨床評価の結果や成績表、支援記録などの内容に目を通す必要がある。ある特定の分野での不得手さや懸念が ASD に対する疑いが生じる以前に明らかになり、臨床評価をすでに診断・評価前に実施していることが多い。一方、診断・評価は問題となっている行動を明らかにし、予後につなげるというメリットがある。以下は診断・評価の一環としてよく見直される記録の内容である。

1. 教育支援計画など
    a) 個別教育計画（IEP）または個別家族支援計画（IFSP）
    b) 教師による評価および成績報告書
2. 臨床評価
    a) 学校の成績、または専門評価（会話、言語、コミュニケーション；知能検査／学力診断検査、行動評価）
    b) 運動評価（理学療法、作業療法、口唇運動機能）
    c) 医療（遺伝子検査、神経検査、聴覚検査、胃腸検査、小児発達検査）
    d) 精神科検査

教育プログラム／支援プログラムの見直し

　アメリカの多くの州では、3歳から21歳までの特別支援が必要な子どもの評価と療育の責任を教育委員会が担っている。特別支援教育を受けるため、子どもたちは教育的な分類、あるいはラベルを与えられる。しかしながら、学校のシステムがASDを評価・診断するのにふさわしい専門性をもち合わせているとは限らないため、発達検査や知能検査、学力診断などをまず実施し、診断・評価のために他機関を保護者に紹介するといった流れをとることが多い。学校の成績（3歳以下の場合は早期療育の記録）を得ることは、子どもの過去から現在までの全体像を知ることを可能にし、診断のプロセスにおいては非常に重要な手がかりとなる。特に入手しておくと良いと思われる記録には以下のようなものがある。

- 個別教育計画（IEP）または個別家族支援計画（IFSP）
- 学業試験の報告書
- 専門家や教師による観察記録

　個別教育計画には、本人の教育上の分類、教育チームによって作成された支援目標や目的が記載されている。目標と目的は学業での進歩を測定するために作成されており、支援計画は子どもの強みと弱みを包括的に表すものでなくてはならない。診断をするのに有効と思われる個別教育計画の内容として、

> **重 要**
>
> 推奨すべきこと(リコメンデーション)が、個別教育支援の中の具体的目標として書かれることがある。目標は、内容や頻度が明白で進歩が評価しやすいものであるべきである。「社会的スキルを伸ばしましょう」というような曖昧なものではなく、「1日3回、『こんにちは』と言って友だちに近づいてみることを週に5日取り組む」というような、内容と頻度が明白で、子どもの進歩が評価しやすい目標を作成するべきである。

- 教育上の分類
- 専門的なサービス（例：言語療法、作業／理学療法、社会的スキルグループ）
- 介入時間（例：週2回、45分の言語指導）
- 個別指導 あるいはグループ指導

などがある。

　評価結果に基づいて推奨すべきことを記載する専門家は、対象の子どもの特別教育計画の内容を熟知しているべきである。もしそうならば、推奨すべき内容を子どもの教育計画に直にいかすことができる。頻度と明確な具体的目標が記載された推奨すべき内容は最も有効と思われ、どのような支援者であってもその内容を理解でき、日常にうまく取り入れられるであろう。例えば、ある子どもは自発的に他者と交流するのが難しいことが検査によって明らかになったとする。その場合、「1日3回、『こんにちは』と言って友だちに近づいてみることを週に5日取り組む」となるかもしれない。この目標は内容と頻度が明白で、子どもの進歩が評価しやすくなっている。

専門評価報告書の見直し

　学校組織は、直接観察や専門的な検査を実施できるスクールサイコロジスト（訳注：アメリカのスクールサイコロジストは、博士課程修了者でかつ州が定める資格試験に合格した人）、言語聴覚士、作業療法士、理学療法士などの専門職を擁することが多い。これらの専門職によるアセスメントの結果で学業プロフィールや発達上の得手・不得手などの子どもの概観をつかむことができ、診断・評価に役立

てることができる。第2章や第3章で述べたように、本人の現状を評価する際、学校などの自然な環境下での専門家による行動観察は、標準化された検査の結果と同等の重要な役割を果たす。したがって検査結果報告書を入手できない場合、本人と学校等で直接関わる教師や支援者によって作成された報告書や行動観察記録を得られるとよい。

　教育分野での専門家は一般的に診断・評価を実施しないため、ASDの疑いが生じた時には、（教育的な分類目的で自閉症の診断をすることができる専門家を学校側が用意していない限り）民間機関での専門評価を紹介することが多い。専門評価には言語や運動発達アセスメント、知能検査、学力検査、神経心理学的アセスメント、そして医学的評価などが含まれる。一般的な医学的評価とは、遺伝子検査（脆弱X症候群などの遺伝因子による障害の可能性を否定する）、脳波検査（てんかん波の評価に用いる）、聴力検査（難聴の可能性を否定する）、胃腸検査、偏食などの摂食評価、気分障害、不安障害、精神疾患を鑑別するための精神医学的／心理学的評価などが挙げられる。これらの専門的評価の結果が診断の確定には不可欠で、とりわけ併存症や複雑な症状を示している際の鑑別、さらには言語障害やコミュニケーション障害、精神運動発達遅滞や学習障害との鑑別にも非常に有効な情報となる。併存することの多い障害についての詳細は第7章を参照されたい。

まとめ

　臨床面接およびASDの当事者の履歴聴取は、実際の診断アセスメントを実施するのと同じくらい診断確定にはなくてはならないものである。DSM-IV-TR (APA, 2000) における自閉症の診断基準には幼児期の発達に遅れがあることが挙げられている。そのため、ASDとその他の障害を鑑別するだけでなく、ASDのサブタイプ（特定不能の広汎性発達障害、自閉症、アスペルガー症候群）を鑑別するためにも、臨床家は幅広く早期の発達段階について熟知しておく必要がある。過去の評価の記録を入手して再考する、支援者と連携する、親や養育者との直接面接を実施するなど、様々な形で本人の履歴を得ることができる。

　社会性や言語、コミュニケーションスキル、運動、行動などの早期の発達に

関する情報を得ることも非常に重要である。年齢の高いケースや高機能のケースであっても共同注意、対人的微笑み、アイコンタクト、模倣、自発的に関わる力などの発達に欠如がみられることがある。すなわち、本来の機能水準をも隠しうる突出した高い知的能力をもっているからといって、これらのスキルが発達していると解釈することはできないのである。さらに、親から現在の主訴についての情報を得ることにより、ASDの当事者とその家族に一番影響を及ぼしている要因が何かを探ることができる。最も破壊的で生活機能を阻害する行動は自閉症特有の症状でないことが多く、例えば、危険意識の弱さ、行動制御の困難、攻撃性、自傷行為、睡眠障害、偏食などが含まれる。

スクリーニング尺度は自閉症を診断するという機能はないが、自閉症の発見はできるだけ早期のうちに自閉症特性を抽出することから始まる。広く用いられているスクリーニングに以下のツールがある。

- 6〜24か月の子どもの全体的な発達の遅れを識別するツール
  The Communication and Symbolic Behavior Scales, Developmental Profile Infant–Toddler Checklist（CSBS-DP）(Wetherby & Prizant, 2002)
  コミュニケーション・象徴行動検査-発達プロフィール 乳幼児チェックリスト

- 16か月から30か月の子どものASDの可能性を発見するツール
  The Modified Checklist for Autism in Toddlers（M-CHAT）
  日本語版M-CHAT (Robins et al., 2001)

ASDに特化し、過去や現在の自閉症特性に関する情報を収集できる評価尺度として、以下のツールがある。

　　　The Social Responsiveness Scale（SRS）
　　　対人応答性尺度 (Constantino & Gruber, 2005)
　　　The Social Communication Questionnaire（SCQ）
　　　対人コミュニケーション質問紙 (Rutter, Bailey, & Lord, 2003)
　　　The Childhood Autism Rating Scale, Second Edition（CARS-2）
　　　小児自閉症評定尺度 第2版 (Schopler et al., 2010)
　　　The Gilliam Rating Scales（GADS: ギリアム アスペルガー障害尺度)、
　　　(GARS-2: ギリアム自閉症評定尺度 第2版) (Gilliam, 2002, 2006) など

(GADS: Gilliam Asperger Disorder Scale)
(GARS-2: Gilliam Autism Rating Scale, Second Edition)

自閉症特性を幼少期から現在に至るまで包括的に評価できる最も優れた面接ツールは、以下である。

　　　The Autism Diagnostic Interview-Revised（ADI-R）
　　　自閉症診断面接 改訂版 (Rutter, LeCouteur, & Lord, 2003)

いずれの評定（レーティング）尺度や面接法を用いようとも、単独のツールで診断を確定するには至らないことに、臨床家は注意しておく必要がある。

参考文献

American Psychiatric Association. (2000). *Diagnostic and statistical manual of mental disorders* (4th ed., text rev.). Washington, DC: Author.

Baron-Cohen, S., Wheelwright, S., Cox, A., Baird, G., Charman, T., Swettenham, J., Drew, A., & Doehring, P. (2000). Early identification of autism by the Checklist for Autism in Toddlers (CHAT). *Journal of the Royal Society of Medicine, 93*(10), 521-525.

Brown, C. & Dunn, W. (2002). *The Adolescent/Adult Sensory Profile*. San Antonio, TX: Pearson.

Constantino, J.N., & Gruber, C.P. (2005). *Social Responsiveness Scale*. Torrance, CA: Western Psychological Services.

Dunn, W. (1999). *The Sensory Profile*. San Antonio, TX: Pearson.

Dunn, W. (2002). *The Infant/Toddler Sensory Profile*. San Antonio, TX: Pearson.

Dunn, W. (2006). *The Sensory Profile School Companion*. San Antonio, TX: Pearson.

Gilliam, J.E. (2002). *Gilliam Asperger's Disorder Scale*. San Antonio, TX: Pearson.

Gilliam, J.E. (2006). *Gilliam Autism Rating Scale, Second Edition (GARS-2)*. San Antonio, TX: Pearson.

Gupta, V.B. (2010). Communicating with parents of children with autism about vaccines and complementary and alternative approaches. *Journal of Developmental Behavioral Pediatrics, 31*(4), 343-345.

Institute of Medicine (US) Immunization Safety Review Committee (2004). *Immunization safety review: vaccines and autism*. Washington, DC: National Academies Press.

Keelan, J. & Wilson, K. (2011). Balancing vaccine science and national policy objectives: lessons from the National Vaccine Injury Compensation Program Omnibus Autism Proceedings. *American Journal of Public Health, 101*(11), 2016-2021.

Krug, D.A., Arick, J., & Almond, P. (1980). Behavior checklist for identifying severely handicapped individuals with high levels of autistic behavior. *Journal of Child Psychology and Psychiatry, 21*(3), 221-229.

Offit, P.A. (2008). *Autism's false prophets: bad science, risky medicine, and the search for a cure*. New York, NY: Columbia University Press.

Robins, D.L., Fein, D., Barton, M.L., & Green, J.A. (2001). The Modified Checklist for Autism in Toddlers: An initial study investigating the early detection of autism and pervasive developmental disorders. *Journal of Autism and Developmental Disorders, 31*(2), 131-144.

Rutter, M., Bailey, A., & Lord, C. (2003). *SCQ: Social Communication Questionaire*. Torrance, CA: Western Psychological Services.

Rutter, M., LeCouteur, A., & Lord, C. (2003). *Autism Diagnostic Interview, Revised (ADI-R)*. Torrance, CA: Western Psychological Services.

Schopler, E., Van Bourgondien, M.E., Wellman, G.J., & Love, S.R. (2010). *Childhood Autism Rating Scale, Second Edition (CARS-2)*. San Antonio, TX: Pearson.

Stone, W.L., Coonrod, E.E., & Ousley, O.Y. (2000). Screening Tool for Autism Two-Year-Olds (STAT): Development and preliminary data. *Journal of Autism and Developmental Disorders, 30*(6), 607-612.

Wetherby, A.M., & Prizant, B.M. (2002). *CSBS DP Infant Toddler Checklist*. Baltimore, MD: Brookes.

☞ 自己チェックテスト

1. 子どもへの直接評価は親や支援者への聞きとりよりも重要である。正しいか？ 間違っているか？

2. 包括的な診断面接では、次のうちどの情報を収集することができるか？
   (a) 既往歴
   (b) 家族歴
   (c) 現在の行動
   (d) 上記すべて

3. ASDの当事者の行動について情報を得ようとする時、自閉症スペクトラム障害に関連した行動特徴にだけ焦点を当てればよい。
   正しいか？ 間違っているか？

4. 生育歴の中の早期の言語発達段階について聞く時、以下のうち含まれないものは：
   (a) 対人的微笑み
   (b) クーイング
   (c) ゴニョゴニョ話（幼児の何を言っているのかわからないおしゃべり）
   (d) 2～3語連鎖

5. ASDの人たちは状況認知の苦手さをもつため、いじめの被害者になることは少ない。正しいか？ 間違っているか？

6. 本人の強みについて情報を集めることは、本人の弱い領域についての情報を得ることと同等に重要である。正しいか？ 間違っているか？

7. 学業面で考慮するべき要因で、間違っているのはどれか？
   (a) 抽象概念の理解（例：数概念、時間）
   (b) 文字認識力 vs 読解力
   (c) 数字や文字への固執
   (d) 内容理解力

8. 親に実施した ADI-R で導き出された ASD のアルゴリズム結果で診断を確定してよい。正しいか？ 間違っているか？

9. ASD リスクの高い子どものためのスクリーニング尺度は、次のうちどれか？

    (a) The Modified Checklist for Autism in Toddlers (M-CHAT)
    乳幼児自閉症チェックリスト 修正版

    (b) The Childhood Autism Rating Scale, Second Edition (CARS-2)
    小児自閉症評定尺度 修正版

    (c) The Gilliam Autism Rating Scale, Second Edition (GARS-II)
    ギリアム自閉症評定尺度 第2版

    (d) The Autism Behavior Checklist（ABC）
    自閉症行動チェックリスト

10. ASD の子どもの個別教育支援計画の適切なねらいとして、"社会的スキルを伸ばす" が挙げられている。正しいか？ 間違っている

答え

1. 間違い　2. d　3. 間違い　4. a　5. 間違い　6. 正しい　7. c　8. 間違い
9. a　10. 間違い

第6章
直接観察による診断アセスメント

　診断アセスメントは、臨床家が、自閉性症状を直接観察し評価することを目的としている。主に、対人コミュニケーション、遊びと相互的関わりのスキル、そして非定型の行動もしくは関心について、観察と直接介入を通して判断する。家庭や学校のような自然状況下での個人観察が、評価の一環として取り入れられると理想的である。それができないならば、第5章で説明した教師やセラピストの報告と観察記録に加えて、それらの状況下での個人のビデオ撮影を依頼することを勧める。

直接観察

　標準化した検査得点を得た後で、学校や家庭状況での直接観察を行うことができれば、それぞれの状況で期待される水準と比較して個人の機能水準を評価できる。例えば、クラスでの観察を行う時、臨床家は、もし指示内容が対象者の発達水準や機能に影響を与える社会的要求の水準の程度に合っているならば、その言語指示を理解できるかどうかを評価できる。さらに、問題のある領域を特定するために、環境内で成功していることも記録することが重要である。

　学校で個人観察を行う際に、観察者は明確な目標を心にとどめておかなければいけない。それにより、可能な変化を示す生産的な助言をすることができる。観察は生じた出来事をただ書いているだけではいけない。観察中に考慮する目標は以下のことである。

1. 親や教師の現在の心配は何か
2. 自分の要求を他者にどのように伝えることができるか
3. 対人コミュニケーションスキルの水準はどの程度か

> **注 意**
> 学校での観察は、観察中に起きた出来事の記述のみであってはならない。臨床家は指導の好機と個人の強みや弱みが見られた文脈を記述する必要がある。

4. 個別の指示と集団への指示にどのように応えているか
5. どのような非定型行動が現れているのか、何がそれらを引き起こしているのか
6. 非定型行動は、どの程度の頻度・強さで起きるのか
7. 行動に影響を与える効果的・非効果的な方法は何か
8. 時間やその前後の状況を通して、教えるのに好ましい機会はどのような時か

診断アセスメント

　直接的な診断アセスメントにおいて重要なことは、遊びや相互的な関わりを通して自然な状況をつくることである。内容と形式は対象の年齢と機能水準によって異なる。遊びを中心としたアセスメントは、たいてい乳幼児や就学前の子どもに用いる。言語を用いることができる学齢期の子どもには、一般的には、遊びを中心とした活動とともに、面接形式の質問と話し合いを行う。青年および成人は、一般的には、臨床的面接が適用できる。診断アセスメントは、非言語の場合や、子ども・青年・成人であっても、活動が個人の発達水準に見合っておらず、言語的な欠如がある場合は慎重に行う必要がある。そのためにも、

> **重 要**
> 直接的な診断アセスメントで評価する主な領域は以下の領域。
> - 対人コミュニケーション
> - 遊びと相互的な関わり
> - 非定型の行動と関心

認知的および言語的アセスメントを、診断アセスメントの前に行うことが非常に重要である。

　個人の年齢と機能水準が診断アセスメントの種類と進め方に影響を与えるため、この章では、次の年齢水準をもとに診断アセスメントの方法を示す。

1. 乳幼児期
2. 学齢期
3. 青年・成人期

乳幼児への直接的な診断アセスメント

　標準的な言語発達には幅があるが、定型発達の子どもは、たいてい12〜18か月の間に単語を話し、18〜24か月で2語文を話し始める。しかし、自閉症スペクトラム障害（ASD）のほとんどの幼児は、言葉の遅れがあり、それが診断を依頼するきっかけとなる。しかし、アスペルガー症候群の幼児のすべてに言葉の遅れがあるわけではなく、早熟だったり、よく話すこともしばしば見られる。そのような子どもたちは、対人コミュニケーションと相互的な関わりの困難さが、よりはっきりしてくる幼稚園や保育園に入った時や、学齢期になるまで、評価や診断を受けないことが多い。この年代では言語水準の幅が広いため、直接アセスメントは、主に遊びを中心に行うことが多い。さらに、遊びのスキルは、言語と社会的発達の両方の重要な構成要素であり、アセスメントすべき機軸的なスキルである。

　この年代の子どもたちには、検査室に保護者が同行することを勧める。特に慣れ親しんでいない状況では、子どもたちは、親と離れることで不安になりやすい。さらに、乳幼児は親とよりよい相互的関わりをするため、親の存在により、

重　要

乳幼児のアセスメントをする時、親や慣れ親しんだ大人に部屋にいてもらうことを勧める。それにより、子どもの自然な対人コミュニケーションや遊びの行動のより正確なサンプルを得ることができる。さもないとまったく新奇な状況での観察になってしまう。

自然な行動が現れやすい。そのため、子どものスキルをより正確にアセスメントすることができる。

診断アセスメントの構成

　子どもをアセスメントする時、臨床家は子どものスキルの"限界"を調べる。例えば、静かに座って、子どもがどのように部屋の中のおもちゃや人に近づくかを観察するといった、相互的関わりの最小限の支援や構造を与えることから始める。その後、半構造化されたゲーム（例：ボールを前後に転がす）や、連続性のある遊び（例：赤ちゃんを寝かしつける、ごはんを作る）を提供するといった、高い水準の支援に対して、子どもがどのように反応するかを見る。さらに、行動を模倣してもらったり、子どもに行動を実行するように直接指示を出したり（例：「ほら、赤ちゃんにごはんをあげて」）、身体的なプロンプトを与える（例：ボールを投げるように子どもの手を動かす）ことによって、支援を増やすことができる。

　言語の観察においても、同様の階層に従うことができる。最初に、静かに座り、子どもがコメントしたり、自発的に物を要求するのを待つ。それから、ものを受け取るため、もしくは活動を続けるために、子どもが伝達の試みをすることが必要になったところで、相互的関わりを構成する。例えば、興味を起こさせる活動をして、それを止めて、子どもが自発的に活動の継続を要求するのを待つ。もし子どもが反応しなかったら、「もっと欲しい？」と尋ねるなど適切な言葉のモデルを示す。また子どもに「もっと」と言うように指示することもできる。視覚的な支援が役立つ子どもたちもいる。例えば、基本的なサイン言語や、

重　要

診断アセスメントのセッションは、直接の指示・手がかり・支援を与えない状態での子どもの観察から始める。それにより、自発的な対人コミュニケーションと遊びのアセスメントができる。それらの観察の後でのみ、階層的な支援（待つ、選択を求める、言語やジェスチャーでの手がかりを与える、など）への応答性や反応を調べるべきである。

> **重　要**
> 親に、子どもの行動が、他の文脈でのいつもの行動と一致しているか尋ねることを忘れてはいけない。もし一致していなかったら、不一致であった理由として考えられることは何か尋ねる。親の報告による情報（例：第4章の適応機能の評価、第5章の症状に関する親の報告）と比較することも非常に役立つ。

伝達のジェスチャーを利用できる。そして、子どもがさらなる活動の要求をするために、言葉を話すのか、言葉に代わるコミュニケーションの方法を利用するのか見ることができる。

　すでに基本的な言語を使用できる子どもには、同様のアプローチで、より長く話せるのか、より複雑に話せるのかを見ることができる。単語や2語文への反応の代わりに、期待して待ったり、モデリングをしたり、「私はもっと○○がほしい」などの、より長い文での要求を指示したりといった、前述した階層的なアプローチを利用できる。

　ASDの子どもの評価において、文脈はもうひとつの重要な考慮すべき点である。彼らの力はとても変わりやすく、様々な文脈にわたって彼らのスキルを発揮することは困難である。親にとっては、慣れ親しんだ状況であればスキルを

お急ぎ参照 6.1

幼児への診断アセスメントの構造化の方法

- はじめに、最低限の構造と指示を与える。——自発的な行動を観察する
- コミュニケーションの様子をみるために関心のある対象を見せ、それからそれを届かないところに移して、子どもがどうするかを見る
- 子どもが使えそうな手がかりやモデルを与える
- 興味のあるおもちゃで遊び、関心と相互的関わりを引き出す
- 相互的な関わりを引き出すために、単純な相互的やりとりのあるゲームを始める
- 親に子どもの示した状態が、他の文脈での行動と一致しているか尋ねる

発揮できることを知っているので、不満に思うだろう。それゆえ、アセスメントの時には、観察された行動が予想と一致しているかどうかという親からの報告はもちろん、スキルの般化可能性を考慮することが重要である。また何が彼らを動機づけているかに注意することも重要である。例えば、好きな活動以外では他者を無視する子もいれば、食べ物を要求する時にだけ自発的に言葉を用いる子もいる。スキルを実行するために、子どもたちが求めている支援の水準を考慮することも欠かせない。

発達領域のアセスメント

診断アセスメントで調査・観察する特定の行動について、言語コミュニケーション、対人的自発性・応答性・会話、遊び、行動の領域に分けて説明する。

言語性コミュニケーション
- 子どもの使う言葉のレパートリーは何か、単語／2－3語文／長い文
- 何のために言葉を使うのか——命名する、状態を言う、要求する、やりとりをする。そしてやりとりの目的は何か（例：好きな活動や話題 をしたいため、あるいは対人的なやりとりをするため）
- 言語的スキルに限界のある子どもが、言語の不足を補うために使う伝達手段は何か（発声、ジェスチャー、アイコンタクト、表情、行動など）
- 非定型の言語使用はあるか（エコラリア、TVやCMの繰り返し、人称代名詞の逆転や混乱、造語）

非言語性コミュニケーション
- アイコンタクト、表情、ジェスチャーをどのように用いているか
- 他者の注視や、表情、ジェスチャーを理解しているか、反応するか
- 非言語性スキルは言葉とどの程度統合されているか
- 言語を理解するためにジェスチャー（例：指さす、手を伸ばす、など）のような視覚的な手がかりを要求するか

対人的自発性
- 関心のある物へのコメントをするか
- 物を他者へ「見て」と持ってくるか
- 自発的におもちゃや食べ物を共有するか
- 自発的な要求をするか c

> **重 要**
> 言語が限られていたり、未熟だったり、欠如のある ASD ではない子どもは、自然に非常にコミュニカティブな補償的な方法（ジェスチャー、アイコンタクト、表情、情動制御）をしばしば示すが、ASD の子どもやそのリスクのある子どもでは、これらの補償的な方法がほとんどみられない。

- 助けを求めたり、共有するために、物を他者に与えるか
- 注意を共有するために、関心のある物を指さしたり見つめた後、大人を見るか
- "確認"のためにアイコンタクトをするか
  （例：活動に自信がない時や、反応をみるため）

対人的応答性

- 名前を呼ばれて反応するか
- 慣れ親しんだ単語やフレーズに反応するか。親の呼び名などには反応するか（例：「ママはどこ？」）
- 他者の対人的微笑や愛情のある言葉へ微笑みを返すか
- 直接的な要求に応じるか
- 決まった答えのない要求に応じるか
- アイコンタクトを共有することにより、他者の注目しているものに注意を向けるか
- 他者のジェスチャーに反応するか
  （例：肩をすくめる、うなづく・首を横に振る、遠くから対象を指さす）
- いないいないばあ、くすぐり、追いかけっこなどの対人的な遊びに反応するか
- 相互的な関わりの要求にどのような反応をするか
  （例：無反応、逃げる・避ける、苦痛を示す）

会話スキル（言語の出ている子ども用）

- 決まった答えのない質問に答えるか
- コメントやその後の質問をすることで、1つの話題について話を続けることができるか

> **注 意**
> 子どもと会話をする時、たいていの大人は寛大で、意識せず会話の断絶や話題の急な変更に対応することができる。したがって、やりとりの間、何を言ったかを正確に記述・記録することは、外的な支援なしでの子どもの本来の能力をより正確に評価するのに役に立つ。

- 話題について質問すると、子どもは会話の要求に応えることができるか
- 子どもの方から臨床家に経験や関心について尋ねることにより、会話を始めることができるか
- 話題が変わるのを我慢することができるか

　遊びのスキル：遊びのスキルは、会話・言語・社会的発達において、重要な役割を担っている。そのため、子どもの遊びの水準を評価することは、直接的なアセスメントにおいて不可欠である。定型発達では、遊びスキルは以下の順序に従って発達していく傾向がある。

1. **感覚的・探索的遊び**：おもちゃや対象の感覚的な側面を探索する
   （例：手でいじる、口に入れる、落とす、投げる）
2. **原因―結果遊び**：結果を得るためにボタンを押す
   （例：音楽が鳴るおもちゃ、飛び出すおもちゃ、ビックリ箱）
3. **機能的遊び**：おもちゃをその本来の目的のために利用する
   （例：レールの上で電車を走らせる、おもちゃの電話を耳にあてる、おもちゃの飛行機を飛ばす）
4. **象徴的遊び**：おもちゃを他の対象に見立てて利用する
   （例：調理用具を用いて"お料理ごっこ"をする、人形にごはんをあげる、バナナを受話器の代わりにする）
5. **複雑な想像的遊び**：遊びの中で創造的なテーマを発展させていく
   （例：家族でピクニックに行く一連の流れを作っていく、話を演じる登場人物になる）

　ASDの子どもは、非定型の遊びをする傾向がある。彼らは、感覚・探索的遊びをするが、対象の物理的特性に夢中になり、固執した遊びになりがちである。同様に、原因―結果遊びのおもちゃも扱うことができるが、繰り返しボタンを

> **重　要**
> ASDの子どもは、強い関心のある話題をもっており、突然それらの話題に話を戻そうとするだろう。そのため、彼らの指定したものではない話題に、どの程度耐えることができるかを調べることが重要である。

押すことに夢中になる。

　さらに、ASDの子どもは、おもちゃを何かに見立てて目的をもって利用するより、感覚的な特性を探ることを好むので、機能的遊びにおいても障害が生じる。例えば、より機能的な方法でおもちゃを利用して遊ぶのではなく、おもちゃの表面をこすったり、車のタイヤを回したり、おもちゃを並べたり、おもちゃの一部分を観察したりする。ASDでは、象徴的・想像的遊びのスキルは、しばしば存在しない、もしくは障害されていることが多い。そのため、機能的遊び、象徴的遊びのスキルを教えることは、幼児への介入において重要なことである。

　異常な反復的行動：幼いASDの子どもは、検査の範囲内で直接的に観察できるほどの頻度ではないかもしれないが、異常な反復的行動を示すことがある。このため、保護者からの報告やその他の場所や場面での情報を集めることが必要となる（第4章、第5章を参照）。共通する行動には、感覚過敏（例：音に対して耳をふさぐ）や、感覚入力の探究（例：自分の体に物をくっつけようとする、物をなめる）のような感覚の異常が含まれる。限局された反復的な行動とは、手をひらひらさせたり、両手で不自然なポーズをとったり、何度も繰り返してとび跳ねたり、ぐるぐるまわったり、上体を揺らしたりする行動を含んでいる。この種の行動は、ASDの子どもが混乱している時もしくは興奮している時、気分が高揚した時に生じる。また、子どもが活動を自主的に構成することができない時、活動に積極的に参加できていない時のような、活動が定まっていない時にもしばしば生じる。これらの行動を起こしたり、続けたりする要因を十分に評価するために、第4章に書かれているような機能的行動評価が必要である。

> ## お急ぎ参照 6.2
>
> ### 遊びの発達ステージ
> 1. 感覚的・探索的遊び：おもちゃや物の感覚的側面を探る
> 2. 原因—結果遊び：結果を得るためにボタンを押す
> 3. 機能的遊び：おもちゃをその本来の目的のために利用する
> 4. 象徴的遊び：おもちゃを他の物に見立てて利用する
> 5. 複雑な想像的遊び：遊びのなかで創造的なテーマを発展させる

　機能水準についての注意： 前述の手続きすべては、乳幼児期と就学前期の子どもに適している。これらのアセスメントは、乳幼児期や就学前期と同じような精神年齢にある年長の子どもにとっても適切なものである。臨床家は、幼児のおもちゃを低機能の青年期の対象者に対して用いる場合には、気をつけるべきである。幼い子ども向けに作られたおもちゃは、発達水準があっていれば、その水準の子どもにとって面白いものであり、遊ぶ興味をわかせるものである。そうでなければ、手直しした用具を活用するなどして、評価に必要となる同じスキルと行動を評価する。例えば、臨床家は、低機能の青年に対して、赤ちゃんの人形を与えるかわりにアクションフィギュア（手足が可動式のフィギュア）を用いて、抽象概念の能力を評価することができる。どのような子どもが対象であろうと、臨床家はその子どもと親の考え方の両方を考慮して、使うのに最適な用具が何かということに関して適切に判断する必要がある。認知障害のある人への評価方法についてのより詳細な情報は、第2章を参照すること。

> ### 注 意
> 常同行動と限局された興味やルーチンは、さほど頻繁には見られないため、直接的診断アセスメントの間には観察されることはあまりないだろう。そのため、常同行動についての保護者の報告を得ることと、行動が最も頻繁に起きやすい状況について質問することが必要である。

お急ぎ参照 6.3

診断・評価の例となる行動

- 様々なおもちゃで自由に遊ばせることで、感覚的・探索的遊びからごっこ遊びといったいろいろな水準の遊びのスキルを評価できる。（例：車、人形、ミニチュアフィギュア、食べ物のおもちゃ、原因―結果遊びのおもちゃ）
- 対人的なルーチン：やりとりのできる歌や手遊び
- 相互的にやりとりができるゲーム：くすぐる、ボールを転がす
- 高度に動機づけられた大人主導の活動：シャボン玉遊び

児童への直接的な診断アセスメント

　学齢期における直接的な診断・評価は、主として児童の抽象的もしくは表象的な思考能力を測るために作成された複数のやりとりのある活動のみならず、児童への臨床面接をも含んでいる。評価中、臨床家は多くの要素を記憶に留めておくことが求められる。要素とは、特に起こる可能性のある調べるべき行動と評価すべきスキルである。臨床家は、児童のスキルや行動を観察しながら、同時に社会性の障害の枠組みへ集められた情報を概念化する。このように、ASDの診断・評価を行うためには、高度な水準の訓練、経験、そして、臨床スキルが必要となる。臨床家はこれらの訓練を開始する時、診断フォーミュレーションの前に指導者（スーパーバイザー）と共に評価を振り返ることができるので、評価セッションをビデオ録画することが役立つだろう。学童期の子どもへの診断・評価は、対人コミュニケーションや相互的な関わりのスキル、対人や感情的な経験への洞察や意識、そして限定された反復的な興味や行動様式に焦点を当てている。

注　意

年少の子どものために用意されたおもちゃや活動は、認知機能に障害のある年長のASDの子どもにとって、彼らの発達水準に合っていることから、しばしば彼らを面白がらせ、興味をひく場合もある。

対人コミュニケーションと相互的な関わりのスキル
- 依頼をする。コメントを述べる
- 情報を求める／明確化
- 自分自身あるいは個人的な経験についての情報提供
- 会話相手に背景情報の提供／明確化
- 会話相手の興味や理解についてモニターする能力
- 会話を開始、持続、適切に終了させる能力
- 自分自身が提示した話題ではなく、人の話題についていく能力
- 他者の視点に立つことのできる能力
- 多様なジェスチャーや顔の表情を用いる能力
- 他者のジェスチャーや顔の表情に対して適切に反応できる能力
- 話の展開をたどる能力
- よく知っている出来事や新奇な出来事について報告する能力

　幼児と就学前期の子どもの診断・評価と比較すると、学齢期の評価が狙っている主要な領域は、より微細で微妙な相互的な対人的関わりの要素である。臨床家は、子どもが親しくない大人とどのように関わるかということについて、相互的な関わりの質と内容の両面から、注意する必要がある。
　興味のある話題に関していうと、臨床家は以下のことを心に留めておくようにするとよい。

- 児童が興味をもっている話題は何か
- 興味のある話題が、話をするその状況に合っているだろうか
- 興味のある話題が、一般に児童の年齢として適切であるか
  ASDの児童の多くは一風変わった興味をもっている（例：道路標識、電車、政治、便所、もしくは珍しい動物などへの興味）。これら興味対象のうちのいくつかは、いかなる年齢群にとってもその対象としてそぐわない（例：標識）、もしくは、児童の年齢群にしてはそぐわないものである（例：地方政治に強い関心をもつ8歳）。しかしながら、限定された興味は年齢としては適切でありえることもある（例：野球チームに強い関心をもつ8歳）。したがって、興味のある話題を評価する際には、臨床家は定型の発達段階を心に留めておく必要がある。

> **重　要**
> 診断・評価は、普段通り気軽で自然な状況下で行うことが最適であり、というのもASDの人は構造的な場面において最良の状態を示しやすいからである。そして、もし臨床家がきちんとした相互的な関わりを構成すると、ASDの人の真の社会性の脆弱性がはっきりとしなくなってしまうだろう。

児童の相互的な関わりの型に関して、

- 児童は、過度に形式ばった方法、もしくは過度にくだけた方法で話しているか
- 児童は、見ず知らずの大人に対して適切ではないが、身近な家族や友人のような人たちにとっては適切であるコメントや質問をするか
  例えば、ASDの児童の中には、日付や数字に強い関心をもっている者もいる。彼らが親や友人に年齢、誕生日を質問することは適切であるが、面識のない人に対しては、いささか不適切である。
- 児童は、社会的文脈に不相応な行動をとっているか（例：他者がけがをした時、笑う）

対人的・感情的経験への洞察と意識

　学齢期の児童にとって、仲間との社会的ダイナミクスは複雑さを増す。それゆえ、児童の対人的関係と経験の理解を評価することは重要である。臨床家は、児童に友人関係について質問することによって、児童が対人関係をどのように見ているか、理解しているかということについての情報を得ることができる。

　例えば、

- 友人はいるか
- 彼らの友人関係の本質は何か
- 友情は相互的であるか（例：学校外で遊ぶ友人がいるか？　あらかじめ準備された遊びの日以外に友人と遊ぶか？）
- 友人の年齢の幅はどれくらいか（ASDの児童の中には、年配の成人（例：サービス提供者、教師、ベビーシッター）を"友だち"と呼んだり描写している場合がある）

潜在的ないじめ／虐待について尋ねることもまた重要である。

- これまでにからかわれたり、いじめられた経験があるか
- いじめやからかいの特徴は何であるか
- もしいじめがあるなら、どのような行動を取ったか
- 相互的な関わりの中で、児童自身の行動はどのような役割を果たしているのか（例：仲間を刺激したり、悩ませたり、イライラさせるような行動をしていないか？）

児童の理解能力を知ると同時に、臨床家は児童の感情に関する経験や表現について情報を得る必要がある。

- 自分自身が経験している情動と感情について描写することができるか
- これらの感情的な経験の意味の理解をしているか
- 感情的な経験を統制する方法をもっているか
- 社会的な要求に直面した際に、不安や心配をみせるか
- 対人的もしくは感情的な経験について議論している時、悲しさ、涙、もしくは苦悩をみせるか
- 児童は、自分自身の脆弱性の領域に気がついているか？ これらの行動がどのようにして自分自身と他者に影響を与えているのか

抽象的概念の能力

　遊ぶスキルは、幼児、就学前期にくらべ、学齢期のアセスメントでは中心的役割を果たさないが、想像的な遊びのスキルと抽象的概念の能力の遅滞はアセスメントの重要な領域である。臨床家は、児童の抽象的概念の能力を評価するため、主として遊びのアセスメントになお基礎をおくが、年齢に合ったおもちゃ（図形、フィギュア、パズルなど）を児童に提供することが重要である。創造的なゲームのような活動をアセスメントの導入時に用いるのは、遊びそれ自体を導入に用いるよりむしろ有用である。次に述べる遊びのスキーマを通して示される、創造性、複雑さ、そして、流動性の水準に対して、特別な注意をはらわなければならない。

- フィギュアを意思のあるように見立てて動かすことができるか
- 物理的な特徴を基にして単純に物体を使うのか、それとも、より創造的な方法で使うことができるか

(例:箱をテレビとして見立てることができるか?)
- 包括的な物語性のある遊びや次々に展開していくごっこ遊びを作りあげるか、それともランダムなものか
- 制限された興味は遊びに影響しているか
- 自分自身の意志ではないテーマを広げていくことができるか
(例:検査者によって紹介された興味のないテーマに従う)

異常行動/興味

　明らかな反復的行動は、しばしば年齢とともに弱まっていく。しかしながら、手をひらひらさせたり、上体を前後に揺らしたり、指の奇妙な動きを続けたりするような典型的な反復的行動を続ける児童もいる。

　介入により、多くの児童は、これらの反復的行動についても調整したり、抑制したりすることを学んでいくことができる。前に述べたように、たとえ異常行動が臨床家により実際には観察されないとしても、親はずっとこれらの反復的行動を問題だと言って報告することもある。

　ASDの児童は、強迫観念、強迫行為、そしてチックを併発するリスクをもっている。これらは学齢期に入ると少しずつ明らかになる傾向がある。したがって、臨床家は、直接観察と親からの情報の両方を通して、強迫的行動の変化や強くなっているかを評価する必要がある。

青年期と成人期の直接的診断アセスメント

　年長の青年期と成人期の直接的診断アセスメントは、学齢期の児童の評価と複数の点で類似している。しかしながら、前述のように、年齢やスキル習得が進むにつれて、期待と要求は増えていくだろう。より洗練されたASDの人には、臨床家は、以下のような対人的行動の微妙な差異や微妙な点を評価しなければならない。

- ユーモア、皮肉、比喩的表現、口語的表現をきちんと理解できるか
- 利用されたり、汚名を着せられたりした場合にそれを理解できるか
- 会話のやりとりの中の決裂や断絶など困った状況から、それを修復したり回復したりできるか

自立や自己管理能力の水準についても評価することが重要である。なぜなら、これらのスキルは、成人期の成功の指標だからである。臨床家は、彼らの日常生活や将来についての個人的な責任感に関して質問する必要がある。例えば、

- 将来の志望、職業の関心や個人的な目標は何か
- 将来の目標を得るために必要なステップを理解しているか
- 大学へ進学する計画はあるか？ もしそうならば、大学の学術的な要求に応える組織的なスキルをもっているか？ 大学生活を送るのに必要な社会的なスキルをもっているか
- 家庭で生活しているか？ 支援つきの居住形態であるか？ 独立しているか？
- 金銭的なやりくりができるか？ それとも多少なりとも援助が必要か
- 日常生活で必要なことを自分で管理できるか？（例：家事、金銭管理、買い物が行えるか）
- どのような地域支援を活用しているのか（例：ジョブコーチ、生活コーチ、医師、セラピスト）
- どのような経済的な支援を受けているか（例：社会保障制度、後見人、住宅、健康管理）

　年長の青年や成人の多くは、大学の履修や仕事を遂行するスキルがないためでなく、対人面や組織の中でうまくやっていかなければならないという要求から、大学や職場において苦しむということが強調されるべきである。この理由から、臨床家はASDの人やその家族と、大学や職場で成功するためにどのような支援が可能かという点について、しっかり話し合い明確化しなければならない。
　年長の青年や成人に重要なもうひとつの領域は、恋愛関係や結婚である。社会性の障害のある人では、恋愛のパートナーを探すことへの関心が限定的な人もいるが、一方で恋愛のパートナーを効果的に探すために必要なスキルがないのに非常に意欲的な人もある。例として、彼らが潜在的な恋愛上のパートナーとして考えてしまう相手に対して、パートナーの示す手がかりや拒否を認識しないで、何度も告白しようとして、トラブルになってしまうこともある。それゆえ、臨床家は、恋愛関係についての洞察や理解の水準と彼らがどのような興味や意図をもっているか（例：交友か性的関係か）、といった情報を得ておくべ

> **重 要**
>
> 青年や成人の多くは大学や職場で悪戦苦闘している。なぜなら、大学あるいは会社の、社会および組織面の複雑さの理解と対処を厳しく求められるので、彼らは混乱し、どう対処してよいかわからなくなるからである。決して学業あるいは仕事を果たすのに必要なスキルを欠いているからではないのだ。

きである。臨床家は、結婚や性の両方の構成概念の理解について質問し、また、相手とその興味が相互に一致するか、もしくはできない時は、どのようにしたらわかるのかについても質問するべきである。またさらに、臨床家は、自己洞察や現実的な理解を評価する手段として、パートナーとなりうる相手に会い、関係を作ることを可能にする方法についても質問すべきである。

お急ぎ参照 6.4

青年期・成人期に評価するべき具体的な領域

- 言語、非言語のコミュニケーション
- 対人関係の開始
- 対人的反応
- 仲間関係
- 対人的な経験への自己洞察と意識
- 感情的な経験への自己洞察と意識
- 職業上の抱負と将来の目標
- 独立や自己管理の水準
- 日常生活スキルの水準
- 創造性と抽象的な思考能力
- 普通でない、限定された、そして、あるいは反復的な行動様式と関心の存在

診断・評価のための半構造化検査

自閉症診断観察検査

　ADI-Rと同様に、この領域におけるゴールド・スタンダードである診断アセスメントは自閉症診断観察検査（ADOS）(Lord, Rutter, DiLavore, & Risi, 1999)である。ADOSは直接臨床的に関わって評価する半構造化検査である。

　ADI-Rと同じように、ADOSは、実施と評定のどちらについても膨大な訓練を必要とし、そして、アルゴリズムによりこの評定された得点から自閉症、ASD、もしくは、非ASDに分類される。ADOSの実施者は、遊び場面や面接場面の活動を通して行動面の総合的な症状について精査する。ADOSでは言語や年齢水準に基づいて、4モジュールがある。30か月未満の子ども用の乳幼児用モジュールが出版に向けて開発されている(Luyster, Gotham, Guthrie, et al., 2009)（訳注：2012年に出版済み。これにともないADOSはADOS2となっている）。

　ADOSのモジュール1は言語のない、あるいはほとんどない小さな子どもに施行する。活動内容は、相互的なやりとりを誘発し、それでいて子どもの興味をそそるようなシャボン玉遊びや風船遊びのような遊びを使ったものが主体となっている。モジュール1は、無言語で年長の子どもにもアレンジして使用することができる。前述のように、非常に幼い子どもを興奮させるようおもちゃや活動は、同じような発達の機能水準にある年長の子どもも楽しませることができる。

　ADOSのモジュール2は、自発的に短文（訳注：動詞を含む2語文以上）を話すことができる子どもに対して用いられ、それは、上で述べたような活動で構成されている。しかしながら、絵や本に含まれるテーマを解釈する能力や、会話における相互性が精査される。それは、子どもに求められる対人的相互性が増大するからである。

　モジュール3は自発的に複雑な話ができる学齢期の児童のために作成されている。すなわち、多様な節（例：そして、しかし、あるいは）を用いることを含む。しかしながら、モジュール1やモジュール2のような遊びが基本となった活動もあり、対人的経験や感情的な経験に対する洞察や意識に関する情報を引き出せる面接に基づく活動もある。その上、対人コミュニケーションや相互的な関

わりへの要求は、さらに増える。このため、モジュール3を比較的年齢の低い子どもたち（例：複雑な会話をすることができる3〜5歳の子どもたち）に使用する際には注意が必要である。なぜなら、彼らは高度な会話スキルをもっているかもしれないが、より年齢の高い子どもに期待される対人的かつ感情的な経験への洞察や気づきの水準には達していないことが予測されるからである。

　モジュール4は流暢に話すことのできる青年や成人のために作成されている。測定は主に面接に基づいており、対人的経験や感情的な経験に対する洞察力と気づきを評価するものである。そして、将来の目標、目標を獲得するための計画、職業に関する興味に関する情報についても調べている。

　乳幼児用のADOSは、モジュール1から4に加えて、間もなく出版される予定であり、それは、12か月から30か月までの幼い子ども用である（訳注：2012年に出版されている）。しかしながら、この乳幼児用モジュールは、規定の年齢範囲内の幼児であっても、無言語で精神年齢が12か月未満の乳幼児や歩くことがまだできないような乳幼児には適していない。乳幼児用モジュールの活動内容は、モジュール1に似ているが、評定の基準、検査用具、アルゴリズムは異なっている。

お急ぎ参照 6.5

自閉症診断観察検査 第2版（ADOS 2）の5モジュール

- 乳幼児モジュール：12か月以上の精神年齢で12〜30か月の間の歩くことができる無言語の乳幼児用
- モジュール1：　　無言語もしくは単語を話す24か月以上の子ども用
- モジュール2：　　自発的に短文を話すことができる24か月以上の子ども用
- モジュール3：　　自発的に複雑な文を用いて話すことができる学齢期の子ども用
- モジュール4：　　自発的に流暢に話すことができる青年、成人用

> **注 意**
> ADI-Rと同じように、ADOSには、自閉症、ASD、そして非ASDの診断用アルゴリズムが作成されている。臨床家は、個人の診断を確定する際、これらの得点を独立して使用することに注意が必要である。すなわち、得点や得点を算出する際に観察された行動は、診断・評価の間に収集されたすべての情報を統合した広い文脈の中で解釈されるべきである。

　ADI-Rと同様に、本来、ADOSは研究目的で作成されていたが、今や、その幅を広げて、診断・評価の情報を得るための手段として、臨床家に用いられている。実際には、ADOSを実施したい専門家は、2日間のトレーニングコースに出席する方法、もしくはADOSの出版社（Western Psychological Services）から訓練用の資料や教材を注文する方法のいずれかにより、ADOSの訓練を受けることができる。しかしながら、臨床用コースには、研究の信頼性の基準に則った評定方法のトレーニングは含まれていない。そのため、それに続く3日間の研究用トレーニングコースが用意されている。現在、ADOSは広く使われるようになってきたが、ADI-Rにおいてもその使用法に注意すべきだと指摘されているように、ADOSのアルゴリズムは、診断を確定する目的だけのために用いられるべきではない。

乳幼児用自閉症観察尺度

　乳幼児用自閉症観察尺度（AOSI）(Bryson et al., 2008) は、より新しく開発された診断検査である。ADOSと同様に、AOSIは主に研究のために用いられているが、研究で使われ続けるにつれて、臨床場面においても広く用いられるようになってきた。この尺度は、6か月から18か月の間の乳幼児における自閉症の初期の兆候を発見、感知するために作成されている。AOSIはADOSと同様に観察検査であり、実施するためには高い訓練を受けていることが求められる。AOSIは、臨床家が乳幼児に特定の標的行動を引き出す働きかけをしながら、乳幼児を観察できる半構造化された活動から構成されている。対人的、行動的な働きかけの例として、いないいないばあ、ボールの転がし合い、絵本を見る

ことがある。測られるスキルの例には、呼名への反応、模倣、アイコンタクト、社会的微笑がある。乳幼児の反応と行動は、操作的定義に基づいて数値化される。個々の得点から総合計得点を出し、それによってASDのリスクを判断する。

まとめ

　診断アセスメントは、ASDが疑われる人に対しての直接的な観察とやりとりの両方を含んでいる。直接的な観察は学校、家、地域などの場面で行うことができる。もし、自然な環境での直接的な観察が不可能な場合には、これらの環境内でのビデオ撮影をすることがしばしば有用である。直接的な診断アセスメントは研究、もしくは臨床の中で行われている。自然な対人コミュニケーション行動が生じやすく観察しやすくするため、臨床家は、擬似的な対人環境や遊び中心の環境を準備しなくてはならない。診断セッションの環境とは、幼く低機能な子どもには指定された絵本や遊び中心の活動、そして、言語面で優れた年長者には面接形式のやりとりといったように、個人の年齢や機能の水準に依存する。環境に関係なく、臨床家は、対人コミュニケーション、相互的な関わりの脆弱性、融通のきかなさ、反復性、そして、常同的な行動といったASDの行動面の特徴を観察し調べる。

　診断・評価のために用いられている最新の半構造化された検査として、自閉症診断観察検査（Autism Diagnostic Observation Schedule: ADOS, Lord et al., 1999) や乳幼児用自閉症観察尺度（Autism Observation Scale for Infants: AOSI, Bryson et al., 2008) がある。しかしながら、単に1つの検査だけではASDと診断するには十分とは言えない。ASDの診断には、複数の情報源から得られたものと、対人コミュニケーション、および行動発達について知識のある臨床家によるアセスメントとの統合が必要不可欠である。

参考文献

Bryson, S.E., Zwaigenbaum, L., McDermott, C., Rombough, V., & Brian, J. (2008). The Autism Observation Scale for Infants: Scale development and reliability data. *Journal of Autism and Developmental Disorders, 38*(4), 731-738.

Lord, C., Rutter, M., DiLavore, P., & Risi, S. (1999). *Autism Diagnostic Observation Schedule (ADOS)*. Los Angeles, CA: Western Psychological Services.

Luyster, R., Gotham, K., Guthrie, W., Coffing, M., Petrak, R., Pierce, K., Bishop, S., Esler, A., Hus, V., Oti, R., Richler, J., Risi, S., & Lord, C. (2009). The Autism Diagnostic Observation Schedule—Toddler Module: A new module of a standardized diagnostic measure for autism spectrum disorders. *Journal of Autism and Developmental Disorders, 39*(9), 1305-20.

👉 自己チェックテスト

1. 学校で観察を行う際、最も適切であると考えられるのは次の行動のうちどれであるか？

    (a) 子どもがお菓子を食べている時

    (b) 子どもがグループ活動内でどのように指示に反応しているか

    (c) 子どもがワークシートに自分の名前を書いたもの

    (d) 休み時間のベルが鳴った時

2. 診断アセスメントの間、最適な行動水準を得るために必要に応じて多くのプロンプトや支援を与えることが重要である。正しいか？間違っているか？

3. 診断アセスメントに最も関連が少ないものは以下の分野のうちどれか？

    (a) 対人コミュニケーション

    (b) 遊びや相互的な関わり

    (c) 難しい読解問題を読んでいる時

    (d) 常同的な行動

4. もし子どもが長く、複雑な文章を話すことができ、興味のある話題について会話のやりとりを続けることができるのであれば、そこには、コミュニケーションに関する興味がないと考えてよい。正しいか？ 間違っているか？

5. ASDの評価をする上で、非言語性コミュニケーション行動として適切なものは次のどれか？

    (a) アイコンタクト

    (b) 叙述的なジェスチャー

    (c) 顔の表情

    (d) 上の3つすべて

6. ASDの子どもは、しばしば、限定的な話し言葉を広範囲のコミュニカティブなジェスチャーによって自ら補う。正しいか？ 間違っているか？

7. 次のうちASDの評価上、相互的な人との関わりの例ではないものはどれか？

    (a) 興味のある話題について話す

    (b) 名前に反応する

    (c)「いないいないばあ」を始める

    (d) 他者についての情報をたずねる

8. 機能的遊びのスキルは次のうちのどれか？

    (a) ポップアップのおもちゃで遊ぶこと

    (b) プレイ・ドー（訳注：カラーの小麦粘土）をぐしゃっとつぶすこと

    (c) おもちゃの電車を線路の上で走らせること

    (d) おもちゃの電話のボタンを押すこと

9. 定型発達の子どもが、ある年代の子どもが強い興味をもつような話題を展開していくことは珍しくない。正しいか？ 間違っているか？

10. もし、ASDの成人が仕事を解雇された場合、彼らには仕事に必要なスキルや能力が欠けていたからだろう。正しいか？ 間違っているか？

答え

1. b　2. 間違い　3. c　4. 間違い　5. d　6. 間違い　7. a　8. c　9. 正しい
10. 間違い

第7章
鑑別診断と併存症

　自閉症スペクトラム障害（ASD）の疑いが生じた時の評価の際には、年齢、機能水準、症状等が関与し、多くの鑑別診断を検討する必要がある。非定型的なコミュニケーション、社会性の問題、奇異/固執的な行動のために、ASDと安易に間違えやすい疾患がいくつかある。逆に、ASDではない人でも、DSM-IV-TRのASDの診断基準を満たすかのように見える人もいる。さらに、ASDの多くの人は、ASDに無関係の症状や社会的な障害により、苦しんでいる。このように、併存症あるいは1つ以上の重複障害をもつことはよくあることである。したがって臨床家は、ASDの症状がどのように現われるのかを知り、関連症状をDSMの診断基準に照らして適切に評価するために、トレーニングを受けている必要がある。

　この章では、ASDや関連疾患の診断的評価の際によく挙がる、一般的な鑑別の必要な疾患や併存症の概要を述べるが、特に下記に焦点を当てる。

1. 知的障害
2. 学習障害
3. 特異的言語障害
4. 注意欠如・多動性障害
5. 不安障害とチック障害
6. 気分障害
7. 成人期の精神症状と併存症

知的障害

　ASDの人は、"高機能"とか"低機能"等、しばしば機能水準によって評される。これらの用語は、社会性の評価や症状の程度ではなく、各個人の認知・知

> **重 要**
>
> ASDの人で全検査IQが70未満でそれに伴う適応機能障害があれば、知的障害が併存すると認める。ASDの多くの人では認知機能障害があり、全検査IQが境界域のIQ70～80に当てはまることがよくある。臨床家は認知機能障害がどの分野にあるのかに注意し、各個人の真の機能水準に配慮した介入をしなければならない。

的機能を表しがちである。知的障害の鑑別では、全検査IQ（FIQ）70をカットオフとすることが多く、DSM-IV-TRでは知的障害（Intellectual Disability: ID）や精神遅滞（Mental Retardation: MR）と説明される、IQ70未満の状態である。DSM-5ではASDに変更があるのと同様に、知的障害は神経発達障害（Neurodevelopmental Disorders）の下に知的発達障害（Intellectual Developmental Disorder: IDD, APA, 2000）として分類されることになる。しかし、診断基準はDSM-IV-TRと大筋変わらず、FIQが平均から2SD（標準偏差）以上低いこと、適応機能の明らかな障害、および発達段階での発症である。しかしながら、"高機能""低機能"という用語は、各個人の症状を一般化し過ぎる傾向があるので、気をつけるべきである。知的障害のない、つまり高機能とみなされるASDの人の多くが特異的な認知機能障害をもち、そのために生涯を通じて非常に困難を感じるかもしれない。特にFIQが境界域、つまり70から80の時に、個人の実際の適応機能を過剰評価して介入をやめることがないように、細心の注意を要する。ASDのIQを考える際には、適応機能が認知機能を大幅に下回ることがあるので、適応行動のプロフィールも非常に重要である（第4章参照）。

　ASDの大多数には、認知機能障害あるいは知的障害があると過去の研究は示

> **重 要**
>
> "高機能""低機能"とは、社会性の水準ではなく、認知機能をさすことが多い。

> **注 意**
>
> 知的障害が併存しないASDの人の多くで、全検査IQが70以上であっても、適応スキルが欠如していたり、不得意な認知機能分野があることで、生涯を通して非常に苦労していることがある。したがって、間違った介入方法につながるような、認知機能のみに基づいて適応スキルの水準を推察することは避けた方がよい。

している。しかし、最近の研究によると併存率はより低く、研究によって幅があるが、20%から70%と示されており(例:Fombonne, 2005)、これは早期かつ集中的な介入および高機能ASDの診断率の上昇によるものと考えられる。しかし、知的障害とASDを併存疾患とみるか、鑑別疾患とみるかは、すべての診断的評価の標準的な検討事項となっている。

実際、"知的障害"と"ASDと知的障害の併存"との鑑別は困難である。この困難さは特徴的なコミュニケーション障害に加え全般的な発達の遅れが微妙である幼少児の際に特に大きい。さらに、IQ40以下というようなより重篤で広範囲な知的障害をもつ年長者でも、自閉症の症状、特に常同行動と対人コミュニケーション障害の併存が相当見られ、自閉症かどうかの評価を複雑にする。

共通点

知的障害の人と知的障害とASDが併存する人とでは共通点がたくさんある。認知機能の遅れに加え、両者ともにかなりの言語能力の障害がある。最も重篤であると、言葉をもたない、もしくは何語かの非常に限られた言葉をもつだけ

> **注 意**
>
> ASDの正確な認知機能評価が困難な時、臨床家や支援者が目的や目標を誤って高く設定することで、非現実的な期待や要求のためにストレスにつながることがある。これは学習過程に悪影響を与える。正確な数字は得られなくても、推測の精神年齢を得ておくことは重要である。

である。

　さらに、認知機能障害に似て、彼らは行動制御に問題があり、結果的に極度の逸脱行為や攻撃性、自傷行為につながることがある。彼らの神経認知処理は全般的に遅れているので、注意を維持する能力や意思疎通の能力が限られており、一定の時間、計画的・構造的な課題をこなすことが困難である。結果、多くの臨床家は認知・言語を評価する標準化された検査結果を得ることができない。そして、各個人の実際の能力水準と介入目標に乖離が生じ（多くの場合、後者が前者よりも高く設定されることが多い）、挫折や逸脱行動を生むことになる。これは期待や希望に反し、否定的な結果につながる。

相違点

　知的障害の人と知的障害とASDが併存する人との鑑別診断の役に立つキーポイントがある（表7.1参照）。しかし、これらの特徴は別個に検討されるべきではないことは強調しなければならない。さらに、知的障害もASDも各々異なる状態像をもち表現型は様々であるため、これらの相違はすべての人に共通して見られるものでもない。したがって鑑別診断をする際には、臨床家はプロフィールを全般的に検討しなければならない。

　早期の病歴も鑑別疾患にとって重要なことが多い。2つの障害のグループの親たちはどちらも、最初の心配として言語発達の遅れ（限定的な発語）や運動機能の遅れ（座位の遅れ、はいはい、独歩の遅れ）を挙げることが多い。知的障害とASD併存の子どもの親たちは、既に1歳時にはアイコンタクトや関わりの少なさ、微笑みの少なさなどの社会性の障害を懸念していることが多い。知的障害の子どもは1歳の頃からすでに、一般的には適切なアイコンタクトが可能で、温かみのある微笑みがあり、大人と基本的な相互性のある対人的な遊びをする。さらに、ASDの子どもの少数ではあるが（現在10%程度と推測されている）、特に言語

> **重要**
> どんなことであれ、発達の退行や停滞の兆候があれば、ASD診断を検討・配慮し、専門家への紹介をするべきである。

表 7.1 ASDを伴う知的障害・伴わない知的障害の相違点

	知的障害のみ	ASD併存の知的障害
認知プロフィール	能力の比較的均等な分布	得意項目と不得意項目がしばしばはっきりとした、能力間で不均等な分布
	比較的均等な言語性・非言語性能力	非言語性能力が言語性能力よりも高いことが多い
言語能力	遅れがちだが、特異的ではない	特異的である（例：エコラリア、代名詞の反転等）
コミュニケーションスキル	言語的障害をジェスチャーや表情、アイコンタクトで補うことが多い	機能的コミュニケーションの代償方法が限られている
社会的スキル	精神年齢と一致することが多い	精神年齢から期待されるよりも低いことが多い
適応スキル	精神年齢と一致・もしくは時にはそれ以上	特に社会性の適応得点で精神年齢よりも低いことが多い

発達と社会性の水準において能力の低下もしくは停滞を経験する。前にも述べたように、この発達の退行は典型的には2歳までに見られる。子どもはそれまでは一見正常に発達するが、その後獲得した能力を失ったり、発達が遅れる。2歳までの間に発達の退行が見られれば、臨床家は必ずASDの診断を検討しなければならない。もし親が退行を報告することがあれば、発達に潜在的に影響を与える身体疾患を除外するために、神経内科のような専門家への紹介を検討するべきである。

関連する身体疾患

けいれんや遺伝的症候群のような多くの身体疾患が、特に知的障害のある場合、ASDの診断を複雑にすることがある。けいれんはASDの約25％で起こり（Filipek, 2005）、多くの場合において良好な予後の指標ではなく、ASDで知的障害を併存

> **重 要**
>
> 知的障害と遺伝子異常は共に高率でASDと関連して見られることを考えると、ASDの診断のついたケースでは、少なくとも関連する遺伝子疾患を除外し、家族計画にも役立てるために、必ず遺伝子検査を受けるべきであろう。

する人に起きがちである。けいれんは3歳以前、もしくはより後期、しばしば第2次性徴期、思春期頃に出現する。併存率の高さを念頭に置き、臨床家は発達段階のひきつけを含めてけいれんの可能性につき評価・確認すべきである。

ASDは、20以上の遺伝子症候群とも関連しており、特に脆弱X症候群や結節性硬化症との関連が最もよく知られている。脆弱X症候群は、Xq27-3染色体のFMR1遺伝子の変異に加えて、軽度から重度の知的障害、実行機能の脆弱性、社会性・コミュニケーションの障害、アイコンタクトの少なさ等が特徴である(Harris, 2010)。結節性硬化症は、9q34染色体上のTSC1遺伝子か、16p13.3染色体上のTCS2遺伝子の変異によるもので、知的障害を含む多くの生理学的・神経学的関連症が現れる(Filipek, 2005)。ASDに関連した特徴としては、常同行動、社会性の障害や言語障害である。これらの疾患の重複する症状を検討すると、これらが併存なのか単なる関連症状なのか、結論はでていない。例えば、脆弱X症候群中のASD有病率は15～30％に上るとの研究がある一方、本当の意味での併存はより少ないとの説もある(Harris, 2010)。

ASD中の、知的障害を起こす染色体異常のうち最も多いダウン症の有病率は、やはり不確かで、0～16％の幅がある(Filipek, 2005)。これらの疾患の併存率は曖昧ではあるが、遺伝子検査や画像検査で確定診断を下すことができる(つまり、結節性硬化症では、脳画像で脳の結節が確認される、など)。

> **重 要**
>
> ID(知的障害)とASDは両方とも表現型が多様であり、この2つの障害のある人たちは非常に異なる症状を呈する。

ASDと関連する知的障害と遺伝子異常の頻度の高さを考えると、ASDと診断された人に遺伝子検査を勧めることを標準とするべきである。診断に当たっては、臨床家はこのような複雑な相談を家族とする必要がある。検査結果は自閉症への治療には影響がないかもしれないが、確実にASD当事者の親や生物学的きょうだいの家族計画や、結節性硬化症や脆弱X症候群の必要となるかもしれない治療にとって役立つだろう。

学習能力

非言語性学習障害（NLD）

NLD（Nonverbal Learning Disability）は特殊な神経心理学的な特徴をもつ学習障害である。NLDの特徴はアスペルガー症候群（Asperger's syndrome: AS）の人にしばしば見られ、NLDの高名な研究者であったDr. Byron Rourkeは、実質上ASの人すべてが、なんらかのNLDの特徴を有すると述べていた（Rourke, 1989）。

NLDの評価には、認知機能、触覚の評価、運動機能、注意、記憶など包括的な神経心理検査を必要とする。NLDの人は、簡単な運動機能の検査や聴覚、言語性注意や記憶、音韻過程等の神経心理面が長所として現れることが多い（表7.2参照）。

これらの長所は、暗記力・機械的学習、特に解読やスペリングが得意という形で現れる。NLDの人は、触覚、複雑運動機能、視覚注意、記憶、問題解決、語用やイントネーション等社会的な言語利用が不得意である。これらの短所は、読解力や数学等多くの学習面に現れる。さらにNLDの人は、社会知覚、判断、疎通、変化への適応、感情制御など多くの社会的能力に脆弱性をもつ（Rourke, 1989）。

ここまで述べてきたように、NLDの人は社会的スキルが不得意であり、社会的スキルを苦手とするASの人は、神経心理検査上NLDの特徴を示すことが多いが、NLDの人すべてが社会的能力を苦手とするASやASDであるわけではなく、彼らの社会的能力障害は学習面に現れることがある。特に、対人的交流は形態の理解やコミュニケーションの視覚的および言語的な側面に注意を必要とし、これは非言語的能力に欠ける彼らにとってはとても難しい。さらに形態理解の困難が直接的に対人的機能を障害するのみならず、自己認知にも影響する。

表 7.2 NLDの特徴

長　所	短　所
単純運動機能	触覚
聴覚	複雑運動機能
言語注意	視覚
言語記憶	視覚注意
音韻過程	視覚記憶
暗記	問題解決
	実用的言語
	数学
	読解
	社会的能力
	感情制御

　彼らは自己を断片化し、まとまった形で認識できず、他者と適切に関わることに障害を生じる。

　NLDに見られる感情制御困難も、対人関係の構築と維持を障害し、社会的機能に影響する。NLDには問題解決や感情制御不良のために、重要な決断にも障害を生じることがある。さらに知覚能力不足や断片化した細部へのこだわりのために、情報を統合したり結果を見通すことに困難があり、結果として衝動的で不満足な決断に至ることが多い。最後に、NLDは対人的交流、洞察力、決断能力にASと似た障害をもつが、AS特有の非常に限局的な興味や早熟的な言語能力は現さない。

過読症
Hyperlexia

　過読症とは、読解や認知能力をはるかに上回る、文字認識や同定スキルをもつことと定義される(Grigorenko, Klin, & Volkmar, 2003)。読解力障害は単語レベルから文章にまで至る。ASD中の過読症の有病率は5～10%に上ると推定される(Burd & Kerbeshian, 1985)。

> **注　意**
>
> ASDと併せて過読症のあるケースで介入を検討する際は、指導を区別することが重要である。特に解読に関しては、読解に関するよりも高い水準の指導をすることができ、また一方で、両者間のギャップを近づけることに焦点を当てなければならない。

　過読症は他の認知機能に比し高い解読力（文字認識力）を示すのみならず、早期に読む力を発揮し始める。後に子どもが過読症と分類される親は、しばしば子どもが2歳以下で単語を読んでいたと報告する。これは親や専門家にとり興味深いことであるが、解読力に高い能力をもつにも関わらず、読解力はそれ程ではないことが多い。つまり読んでいるようには見えても、内容を理解していない可能性があることを理解しておく必要がある。したがって、このようなケースでは指導を区別することが重要である。例えば、読解力の達成目標は、解読力の達成目標よりもかなり低く設定される必要がある。

　また、過読症のあるASDは強迫的に読むことが多く、早期から文字や数字に興味をもつことが多い。この文字への興味に伴う社会性に注目しない特性は問題であり、例えば、ASDの子どもと絵本を読んでいると、ページの下のページ番号にのみ注目し、物語のストーリーに興味をもたないということがある。また、教室で掲示板の文字に非常に興味をもってしまい、先生に適切に注目ができないかもしれない。ゆえに、ASDの過読症の評価をする際には、解読能力の高さ、および文字認識能力と他の認知能力の乖離(かいり)を検討する必要がある。

　過読症の正式な評価としては、認知機能の評価に加えて標準化された読解力

> **重　要**
>
> 過読症のケースでは、文章を解読できる水準では、理解できていない。

> **お急ぎ参照 7.1**
>
> 過読症とは、他の認知能力に比して、かなり高い解読能力を示す状態である。ASDや過読症のケースでは早期に文字を読み始めることが多く、しばしば視覚的な文字を2歳の誕生日前に認識し始める。

検査が必要である。解読力と理解力の補足的な検査としては、到達度検査の一環として、次のようなものが行われている。

- Wechsler Independent Achievement Test, Third Edition（WIAT-Ⅲ）
  ウェクスラー自立達成検査 第3版（Wechsler, 2009）
- Kaufman Test of Educational Achievement, Second Edition（KTEA-Ⅱ）
  カウフマン教育達成度検査 第2版（Kaufman & Kaufman, 2004）
- Wide Range Achievement Test, Fourth Edition
  広範囲達成度検査 第4版（Wilkinson & Robertson, 2006）

包括的な読解力検査も存在し、以下のようなツールがある。

- Gray Oral Reading Test, Fourth Edition（GORT-4）
  グレイ音読検査 第4版（Wiederholt & Bryant, 2001）
- Early Reading Diagnostic Assessment, Second Edition（ERDA）
  早期読み診断アセスメント 第2版（Psychological Corporation, 2003）

特異的言語障害

　ASDの主な特徴はコミュニケーション障害であり、しばしば話し言葉での文法や語彙の利用や理解が限定されることを含む。特に表出（単語、短文、文章を話したり会話をすること）と受動的理解（話された文章、指示、語り、会話等の聴覚情報の正確な解釈）で困難を感じている可能性が高い。さらに、ASDでは対人的なツールとして表出言語および非言語性コミュニケーションを使うこと（他者と効果的に疎通し交流すること）が困難であることが多い。診断と関連して、言語聴覚士は特異的言語障害（Specific Language Impairment: SLI）

> **重要**
> SLIのケースでは、苦手な表出機能を非言語性コミュニケーション手段で代償しようとすることが多い。これは代償手段となる非言語性コミュニケーション障害ももつASDとの明らかな差異である。

とASD関連のコミュニケーション障害とを鑑別することが重要である。SLIとは認知機能障害、聴覚障害等の他の発達的な問題を伴わない受動的・表出的言語スキルの障害である。SLIでは表出言語の使用や理解に障害があるが、ASDの特徴である対人コミュニケーション障害は伴わない。

前章で強調されたように、話し・聞くことと、他者と対人間の疎通や共通認識を構築する架け橋として言語を使うのとでは根本的な違いがある。SLIでは言語を系統立てることに問題があるかもしれないが、正しい対人関係の理解はできている。彼らは表出言語障害を、対人的交流を可能とする共感、ジェスチャー、表情、アイコンタクト等非言語的手段で代替しようとする。対照的に表出・受容言語障害に加え、ASDでは直感的な対人関係の認知が弱い。そしてしばしば対人コミュニケーションの非言語的側面を誤解したり、完全に見過ごしたりする。結果、SLIとは異なり、ASDでは対人的な言語および非言語的サインを読み間違えたり応答し間違えてしまう。

注意欠如・多動性障害

ASDとの併存で最も議論の分かれるのが注意欠如・多動性障害（Attention Deficit Hyperactivity Disorder: ADHD）である。DSM-IV-TRでは、広汎性発達障害とADHDの複数診断を禁じている（APA, 2000）。しかし、多動、不注意、衝

> **注意**
> 過剰な集中を不注意と誤解してはいけない。ASDでは、不注意からではなく自分の興味のある対象に固執していて、外部刺激に反応しないことがある。

> **注 意**
> 社会的な不適応行動を衝動行為と誤解してはいけない。ASDでは彼らの行動の不適切さを理解するための社会的手がかりに欠けるために、不適切なことを言ったりしたりするのであり、衝動的であるからではない。

動性がASDの50％以上で見られると示す研究があり、多くのケースで両疾患の併存を示唆する（例：Gadow, DeVincent, & Pomeroy, 2006）。

　ASDの不注意、多動、衝動性を評価する際に、表面的な症状をより深く評価することが大切である。例えば、ASDで不注意のように見えるものは、しばしば興味の対象に過剰に集中することにより、外的指示に反応できないことによる。このような場合、ASDでは自分の興味から離れ、要求されたことに着手することができない。これはADHDでしばしばみられる、集中できないこととは質的に異なる。

　ASDの衝動性も同様に誤解されることが多い。ASDの人が場にそぐわない衝動的な発言や行動をする際、彼らは衝動制御が欠如しているわけではなく、正確には、彼らの行動の不適切さを理解する社会的な手がかりに気づく力が欠如しているのである。これらの行動の原因を正しく理解しないと、間違った治療につながり、こだわり・過剰な注意や不適切な社会的行動に薬物療法も効果をもたらさない。

　反対に、ASDに不注意、多動・衝動性が併存する時は、ASDの治療に加えて、ADHDの治療が有効となる。このため、重複症状の詳細な評価が必要である。

不安障害とチック障害

不安障害

　不安はASDで最も同時に起こりやすい症状であり、研究によっては不安の併存は80％にも上ると推定されている（例：Muris et al., 1998）。ASDに併存する特異的な不安障害を研究したものではより変動的となり、ASDの30％で全般性

> **注 意**
> ASDでは、攻撃性や自傷行為のような行動が、耐え難い不安やストレスに対応するための不適切な方法として機能している可能性がある。

不安障害の診断がついたという研究がある一方（Shtayermann, 2007）、パニック障害・広場恐怖、分離不安、強迫性障害もそれほど稀ではない。ASDと知的障害を併存する成人では、知的障害のみの成人よりも不安の程度が高いと言われている（Gillot & Standen, 2007）。変化への恐怖と心配、社会的要求を理解する能力の欠如、知覚刺激への反応性の高さなどすべてがASDのストレスにつながる。ASDでは適応に効果的な支援が欠如することも不安を悪化させるかもしれない。攻撃性や自傷行為は、不安に適応するための不適切な方法として機能しているかもしれない。効果的な適応方法や代償的コミュニケーション方法が不安症状を軽減するとしても、薬物、認知行動療法、行動療法のように、直接的に不安に対する追加的な治療が行われることも多い。

　不安はASDとしばしば併存するが、不安のみでも社会的障害を示唆する特徴を呈する。例えば、社会恐怖、全般性不安、分離不安、広場恐怖、すべて元来社会性の障害がなくても社会適応に影響する。不安障害とASDを鑑別するには、臨床家は回避、引きこもり等の社会的脆弱性が、社会的スキルの欠如によるものなのか、不安の兆候なのか評価しなければならない。ASDでは、社会的スキルの欠如や極度な遅れをもち、これが社会意識や知識の欠如、社会的スキルを適切に使えない等の行動の原因となる。一方不安障害では社会的スキル・社会適性のレパートリーをもつが、不安が他者との関わりを阻む。ゆえに、回

> **注 意**
> 不安症状は社会性の脆弱性によく似ている。したがって臨床家は、社会的引きこもり、受動性、対人的自発性の欠如等が、社会性の能力の欠如なのか、単に著しい不安の表現型なのか、評価する必要がある。

> **重　要**
> ASDでは不安症状を伴うことが、例外と言うよりは標準的である。臨床家はどの年齢の症例であれ、支援サービスを提案する際には、不安の水準を評価し、不安を最小限に留めるための方法の要点を確認しておくべきである。

避や引きこもり、集団内でのストレス等の明らかな社会的脆弱性は不安と恐怖の結果である。しかし、両者への介入方法は各個人の機能水準によって似てくる（例：事前の社会的スキルの手ほどき、曝露と練習、社会的観察学習等）。

ASDの不安を評価する一般的な指標には、以下のようなツールがある。

- Beck Anxiety Inventory（BAI）ベック不安尺度（Beck & Steer, 1993）
- Child Behavior Checklist（CBCL）子どもの行動チェックリスト（Achenbach & Rescorla, 2000）
- Behavior Assessment Scale for Children, Second Edition（BASC-2）子どもの行動アセスメント尺度 第2版（Reynolds & Kamphaus, 2003）

強迫性障害（OCD）

表面的にはASDと強迫性障害両方の特徴と見られる、強迫性行動はたくさんある。OCD（Obesessive-Compulsive Disorder）とASDで最も鑑別が大変なものは、強迫観念と限局的興味、強迫行動と限局的・常同的行動である。OCDでは、強迫観念は反復的で侵入的と定義され、本人にとっては不安とストレスの原因となる。対照的にアスペルガー障害に見られるようにASDの限局的興味は、反復的で侵入的でもあるかもしれないが、本人にとってはストレスではなく、むしろ不安を軽減するかもしれない。さらに、ASDではOCDで定義づけられている

> **注　意**
> OCDで見られる強迫観念とASDで見られる固執した興味とは、共に反復的で侵入的と表現される。しかし、OCDの強迫観念は著しいストレスの原因となり、ASDの固執した興味は本人にとってはそれ程苦しいものではない。

> **重　要**
>
> ASDとOCDでは、限定的な興味や反復的行動、こだわりなど、必ずしも併存を示唆するわけではない特徴を共にもつ。この鑑別をはっきりさせることは、OCDでは強迫性に有効なSSRI等の薬物療法が、ASDの限定的反復的行動には効果的でないという点で、薬物療法による介入を検討する際に重要である。

ように、限局的な興味の侵入性を自覚できていないかもしれない（APA, 2000）。

　限局的で反復的な行動に関しては、OCDの強迫行動は特定の不安、心配、侵入的思考と関連している（例：ばい菌が不安で反復的な手洗いをする、鍵を閉め忘れるのが怖くて反復的な鍵かけをする）。ASDでは、ルーチンへの固執や物を並べるような限局的な行動は、直ちに特定の心配や恐怖と直結するわけではない。限局的な興味は、本人にとって混乱した非構造的な社会の中に構造をもち込む方法であったりもする。

　OCDの症状を評価する一般的な指標は、Yale Brown Obsessive Compulsive Scale（Y-BOCS: イェール＝ブラウン強迫観念・強迫行為尺度）(Goodman et al., 1989) である。Children's Yale-Brown Obsessive Compulsive Scale for Pervasive Developmental Disorders（CYBOCS-PDD: イェール＝ブラウン子ども強迫性障害尺度 広汎性発達障害児用）(Scahill et al., 2006) は、OCDとASDに関連して特に反復的・儀式的行動を定義するために作られたY-BOCSの改訂版である。

　鑑別診断や併存を確定診断することは重要なことであるが、臨床家はASDと他の疾患との症候学上の自然な重複は認識しておくべきであり、不安障害やOCDを示唆する症状があったとしても、多くの場合ASD症状の兆候であることが多い。例えば、強迫症状に有効なSSRIのような薬物療法による介入はASD症状には効果がないかもしれないので、これは繰り返し強調しておく。

チック障害

　チック障害は運動もしくは音声チックを伴い、トゥレット障害は両方の症状をもつ。診断基準では、チック症状が一日中出現し1年以上持続し、チック症

状がない期間が3か月以上続かない、と決めている (APA, 2000)。ASD症状との重複としては、運動性の常同行動と運動チックの鑑別が問題となる。ASDの研究では、常同運動の原因に関してははっきりしない。臨床的な観察では、刺激が過剰な時や興奮している時、圧倒されている時、構造化されていない環境（自分一人で放任されている時）等でより見られると言われている。運動性の常同行動は本人の制御可能である傾向が高く、「手を下におろしなさい」とか、その行為をやめなさい、という指示が入ることが多い。一方で、運動・音声チックは常同行動のように不安により誘発されたり、悪化することがあるが、不随意的だとされている。OCDの研究と同様に、ASDでは一般人口よりもチックを併発するリスクが高く、最近の研究ではASDの小児の11%がトゥレット障害の診断基準も満たすと言われている (Canitano & Vivanti, 2007)。このため、学童期の小児の重複症状を、併存するチック障害やOCDの可能性も検討しつつ経過を見ることが重要である。

気分障害

　ASDでうつ病が併存する確率は20% (Shatayermann, 2007) から33% (Howlin, 2000) と推定されている。ASDにおける社会的困難さを考えれば、繰り返される失敗や否定的な社会経験が、無力感や絶望感につながると予想される。さらに、ASDの特徴である固執的な傾向のため、過去の否定的な経験に固着してしまい、抑うつ気分につながったり、抑うつ気分を悪化させることもある。

　抑うつ気分が、社会的困難や適応困難を自覚している認知度合いの高い人に見られやすいということはあるが、機能水準の低いASDでうつ症状への耐性が高いわけではない。ASDのないうつ病と同様に、言語のほとんどない人でも易刺激性、情緒不安定、食欲や睡眠の変化、以前好んでいた活動への興味の減退

重　要
否定的な社会的経験に繰り返し耐えてきたASDケースでは、無力感や絶望感を感じる危険が高く、潜在的にうつとなる可能性も高い。

> **注 意**
>
> 抑うつ気分が、社会的困難や適応困難を自覚・認識している認知度合いの高い人に見られやすいとはいえ、ASDや認知機能障害のあるケースでうつ病の耐性が高いというわけではない。言語的表出が欠如している場合、抑うつ症状は情動不安定、易刺激性、食欲や睡眠の変化、以前好んでいた活動への興味の減退等の形で現れる。

などの形でうつ症状が現れる。

　うつ病は、社会性の二次障害としてASD疑いにもつながる。例えば、抑うつ気分に関連する気力の低下や易疲労性は、社会性においても主体性の欠如につながる。ゆえに、うつ病では家にひきこもり社交性を望まない。しかし、これは抑うつ気分の二次的な障害であり、一次的な社会性の障害によるものではない。よって診断をする際には、社会性の障害がうつ病によって説明できるのか、病歴の中で社会的な孤立がうつ病発病と一致するのか、決めることが必要である。

　ASDの抑うつ症状を評価する一般的な指標は、一般的な抑うつ症状を評価するものと同じく、Beck Depression Inventory, Second Edition (BDI-Ⅱ: ベック抑うつ質問票 第2版) (Beck, Steer & Brown, 1996) やChildren's Depression Inventory, Second Edition (CDI-2: 小児抑うつ尺度 第2版) (Kovacs, 2010) などである。

お急ぎ参照 7.2

認知・言語機能が限定されたASDでうつ症状を評価する際の症状

- 易刺激性
- 情動不安定
- 食欲の変化
- 睡眠の変化
- 以前好んでいた活動への興味の減退

成人期の精神病状態

　ASDの確定診断もしくは疑いのある成人の診断・評価には、特別な課題や検討事項がある。成人ケースでは小児ケースよりも、いくつかの点で複雑である。成人のASDでは、ASDとして生きる困難さから二次的に精神病症状を呈することがある。例えば、ASDにより長期間社会的に孤立したり葛藤を抱え続けることで、成人期までにうつ病に発展したり、他の感情的な支障を来たすこともある。したがって、成人のASDの評価では複数の併存疾患の影響を検討することが必要である。

　成人が事前のASDの診断なく、診断的評価に訪れることは稀ではない。特に彼らは複雑な所見がありがちである。例えば、軽度のASD症状をもちつつも、発達の早期段階では他の併存症状でASD症状がマスクされていたり、ASDはなくても他の精神病症状により、ASDに特徴的な社会機能障害を起こしていたりする。ASDと他の精神科的症状の併存率は研究により幅広く、9%から89%にわたる (Howlin, 2000; Engstrom, Ekstrom, & Emilsson, 2003)

統合失調症と精神病症状

　統合失調症や他の精神病症状は、ASD的な特徴をもつことがある。例えば、精神病症状は社会的に不適切な行動や、個人的また社会的な病識や自覚の欠如につながる。さらに、思考障害のある人では無意味な、非典型的な言語を使用したり、社会的に引きこもったり孤立したり、単調な話し方をするかもしれない。精神病状態とASDの鑑別をするには、発症を決定するために詳細な病歴を聴取する必要がある。ASD症状が発達早期（3歳以前）に存在していなければならな

注　意

ASDで見られる引用通りの話し方は脱線していて非現実的に聞こえるかもしれないが、実際は非常に明確で、興味の対象と関係していることが多い。このようなことがあれば、臨床家は、本人、親や養育者に、映画やビデオなど、どこから引用されているのか確認するとよい。

い一方で、精神病性障害は思春期後期か成人早期に発症することが多い。稀とはいえ小児統合失調症も存在するが、思春期もしくは成人発症の精神病症状では小児期に前駆徴候を示すこともある。また、幻聴や幻覚のような陽性症状の存在は、ASDよりもより精神病状態を示唆する。

　鑑別診断をする際には、現実味を評価する必要がある。話し方に関しては、引用している原本を知らないと、引用通りの話し方と非現実的な話を区別するのが難しいかもしれない。例えばASDでは、本筋とは無関係の、脱線した、空想的で、現実味のない話をすることがあるが、これは好きな映画やテレビ番組から引用してきた台詞だったりする。このような時は、発語を記録しておいて、引用された語句かどうか調べてみることが参考になる。本人が好きなテレビ番組や映画を知っていて、本人がよく使う引用文をよく知っている親やきょうだいから情報を聴取することも役立つ。インターネットで本人が復唱する引用文を検索することもできる。もしも、しばしば本筋とは無関係な、原本も見当たらないような発語を繰り返すようであれば、これはむしろ思考障害によるものかもしれない。本筋と解離していたり、仰々しかったり、造語はASDでも精神病状態でも見られる。しかし、言葉の意味のない羅列である「言葉のサラダ」などは、むしろ統合失調症に特徴的である。

人格障害

　回避性人格障害、統合失調質人格障害、統合失調型人格障害、強迫性人格障害などでは、ASDと共通した特徴をもつ。ASDと人格障害の鑑別診断では、ASDが発達早期段階から存在し、人格障害が思春期後期から成人期に発症するという、発症時期の違いを確認するために、詳細な病歴聴取が必要である。

重　要

ASDは発達早期から存在し、人格障害は思春期後期から成人期にかけて発症する。したがって、この鑑別診断が必要な際は、早期の発達歴を確認することが必須である。

回避性人格障害では、社会的活動への参加が少なく、友だちが少ないかもしれない。しかし、これは評価されることに不安を感じるなどのため積極的に社会的状況を避けているのであり、ASDに特徴的なように対人的スキルに欠けるからではない。さらに、回避性人格障害では、コミュニケーション障害や常同行動は見られない。

　統合失調質人格障害では、社交関係、友だち関係からの一貫した孤立や感情の平板化を認める。統合失調質人格障害の決定的な特徴は社会関係への無関心である。ASDでも、対人関係に興味を示さないことはあるが、大半は良好な関係性を強く希望しているにもかかわらず、そのためのスキルや知識に欠けている。ゆえに、この2つを鑑別する際は社会性の動機づけが重要となる。また統合失調質人格障害では、ASDで見られるような常同的・反復的行動を示さない。

　より鑑別が困難なのは、ASDと統合失調型人格障害である。これらは固執、奇異な考えや話し方、非典型的な行動、感情平板化、同世代の友人関係の欠如等、共通した特徴をもつ。しかし、ASDの社会性の障害は、統合失調型人格障害よりも重度であることが多く、統合失調型人格障害では常同行動は見られない。さらに、統合失調型人格障害では、関係念慮や魔術的思考、普通でない知覚体験や妄想様観念等、ASD圏よりも精神病圏に関連した症状を示す。

　強迫性人格障害（Obsessive-Compulsive Personality Disorder: OCPD）では、常同的・反復的行動の面でASDと特徴を共有する。ASDと同様、OCPDでも細かいことに固執し、予見性を要し、ルールやモラルの融通が利かず、思考や行動が頑固である。しかし、OCPDでは、社会性や言語の障害は存在しない。もしもOCPDで社会性の困難さがあるとすれば、それは不安、不適応につながる頑固さや融通の利かない行動による二次性の障害である可能性が高い。

まとめ

　ASD評価が必要な際、多くの鑑別診断が必要になる。ASDと臨床所見が共通するので、ASDと間違いやすい疾患もいくつかある。知的障害（ID）とASDとIDの併存の鑑別は、特に年少者では困難である。鑑別に特異的な特徴があるわけではないので、子どものプロフィールと病歴をしっかりと把握する必要があ

る。しかし、IDでは知的発達は均等であることが多いが、ASDとIDの併存ケースでは、認知プロフィールに有意な乖離がみられることが多い。同様に、IDでは、言語発達が遅れても非典型的であることはないが、とIDの併存ケースでは、非典型的な言語発達を見ることが多い。

非言語性学習障害（NLD）も、よく鑑別を必要とされる疾患である。NLDは、言語性課題の暗記に長け、概念的合理性に欠けるという認知特徴をもつことで定義される。多くのアスペルガー障害でNLD的特徴を見るが、NLDすべてでアスペルガー障害を併存するわけではない。

注意欠如・多動性障害（ADHD）は、多動性と衝動性がASD診断に包含されるため、DSM-IV-TRが広汎性発達障害とADHDの二重診断を禁じており、最も異論のある併存診断であろう。しかし、非常に特徴的な症状で不適応を生じており、二重診断が正当化されることもある。

多くのASDでは、ASDと無関係に、もしくは彼らの社会性の障害から、うつや不安のような内在化した症状をもつ。研究によると、ASDでは80%に不安が併存し、うつが20～33%の確率で併存する。気分障害は、度重なる否定的な社会経験に加え、変化を恐れたり、感覚過敏があったり、社会的要求を理解できない等のストレスに関連していると思われる。これらの症状や併存症の評価は、Beck Anxiety Inventory（BAI: ベック不安尺度）(Beck & Steer, 1993)、Beck Depression Inventory, Second Edition（BDI-II：ベック抑うつ質問票 第2版）(Beck, Steer, & Brown, 1996)、Children's Depression Inventory, Second Edition（CDI-2: 小児抑うつ尺度 第2版）(Kovacs, 2010) 等で行う。

最後に、成人は鑑別診断が特に難しい。成人ケースは小児ケースに比し複雑であり、ASDの成人ケースではASDとして生き辛い結果として二次障害を発症していたり、特有の社会性障害ではなく、人格障害や精神病症状などの複雑な精神症状を併せもっていたりする。どんな鑑別診断であれ、臨床家はその人の全体的なプロフィールと経過に注意を払わなければならない。成人の鑑別では、特に発症が重要である。なぜならASD症状は人生の初期から出現し、精神症状や人格障害を後に発症するケースでは、小児期に前駆症状を経験はするかもしれないが、思春期・成人初期までは症状が揃って出現はしないからである。

参考文献

Achenbach, T.M., & Rescorla, L.A. (2001). *Manual for the ASEBA School-Age Forms & Profiles*. Burlington: University of Vermont, Research Center for Children, Youth, & Families.

American Psychiatric Association. (2000). *Diagnostic and statistical manual of mental disorders* (4th ed., text rev.). Washington, DC: Author.

American Psychiatric Association. (2010). *DSM-5 development: Autism spectrum disorder*. Retrieved September 28, 2011 from http://www.dsm5.org/ProposedRevision/Pages/proposedrevision.aspx?rid=94

Beck, A.T., & Steer, R.A. (1993). *Beck Anxiety Inventory Manual*. San Antonio, TX: Psychological Corporation.

Beck, A.T., Steer, R.A., & Brown, G.K. (1996). *Beck Depression Inventory, Second Edition*. San Antonio, TX: Psychological Corporation.

Burd, L., & Kerbeshian, J. (1985). Hyperlexia and a variant of hypergraphia. *Perceptual and Motor Skills, 60*(3), 940-942.

Canitano, R., & Vivanti, G. (2007). Tics and Tourette syndrome in autism spectrum disorders. *Autism, 11*(1), 19-28.

Engstrom, I., Ekstrom, L., and Emilsson, B. (2003). Psychosocial functioning in a group of Swedish adults with Asperger syndrome or high-functioning autism. *Autism, 7*(1), 99-110.

Filipek, P.A. (2005). Medical aspects of autism. In F.R. Volkmar, R. Paul, A. Klin, & D. Cohen (Eds.), *Handbook of autism and pervasive developmental disorders* (pp.534-581). Hoboken, NJ: Wiley.

Fombonne, E. (2005). Epidemiological studies of pervasive developmental disorders. In F. R. Volkmar, R. Paul, A. Klin, & D. Cohen (Eds.), *Handbook of autism and pervasive developmental disorders* (pp.42-69). Hoboken, NJ: Wiley.

Gadow, K.D., DeVincent, C.J., & Pomeroy, J. (2006). ADHD symptom subtypes in children with pervasive developmental disorder. *Journal of Autism and Developmental Disorders, 36*, 271-283.

Gillott, A., & Standen, P.J. (2007). Levels of anxiety and sources of stress in adults with autism. *Journal of Intellectual Disabilities, 11*(4), 359-370.

Goodman, W.K., Price, L.H., Rasmussen, S.A., Mazure, C., Fleischmann, R.L., Hill, C.L., Heninger, D.R., & Charney, D.S. (1989). The Yale-Brown Obsessive Compulsive Scale: I. Development, use, and reliability. *Archives of General Psychiatry, 46*(11), 1006-1011.

Grigorenko, E.L., Klin, A., & Volkmar, F. (2003). Annotation: Hyperlexia: Disability or superability? *Journal of Child Psychology and Psychiatry, 44*(8), 1079-1091.

Harris, J.C. (2010). Autism spectrum diagnoses in neurogenetic syndromes. In E. Hollander, A. Kolevzon, & J. T. Coyle (Eds.), *Textbook of autism spectrum disorders* (pp.223-237). Washington, DC: American Psychiatric Publishing.

Howlin, P. (2000). Outcome in adult life for more able individuals with autism or Asperger syndrome. *Autism, 4*(1), 63-83.

Kaufman, A.S., & Kaufman, N.L. (2004). *Kaufman Test of Educational Achievement: Second Edition, Comprehensive Form*. Circle Pines, MN: American Guidance Service.

Kovacs, M. (2010). *Children's Depression Inventory, Second Edition (CDI-2)*. North Tonawanda, NY: MHS.

Muris, P., Steerneman, P., Merckelbach, H., Holdrinet, I., & Meesters, C. (1998). Comorbid anxiety symptoms in children with pervasive developmental disorders. *Journal of Anxiety Disorders, 12*, 387-393.

Psychological Corporation. (2003). *Early Reading Diagnostic Assessment, Second Edition: Technical manual*. San Antonio, TX: Author.

Reynolds, C.R., & Kamphaus, R.W (2003). *Behavior Assessment System for Children, Second Edition (BASC-2)*. San Antonio, TX: Pearson.

Rourke, B.P. (1989). *Nonverbal learning disabilities: The syndrome and the model*. New York, NY: Guilford Press.

Scahill, L., McDougle, C.J., Willams, S.K., Dimitropoulos, A., Aman, A.G., McCracken, J.T., & Vitiello, B. (2006). The Children's Yale-Brown Obsessive Compulsive Scales modified for pervasive developmental disorders. *Journal of the American Academy of Child and Adolescent Psychiatry, 45*(9), 1114-1123.

Shtayermann, O. (2007). Peer victimization in adolescents and young adults diagnosed with Asperger Syndrome: A link to depressive symptomatology, anxiety symptomatology, and suicidal ideation. *Issues in Comprehensive Pediatric Nursing, 30*, 87-107.

Wechsler, D. (2009). *Wechsler Individual Achievement Test, Third Edition (WIAT-III)*. San Antonio, TX: Pearson.

Wiederholt, J. L., & Bryant, B. R. (2001). *Gray Oral Reading Test-IV (GORT-4)*. Austin, TX: Pro-Ed.

Wilkinson, G.S., & Robertson, G.J. (2006). *Wide Range Achievement Test, Fourth Edition (WRAT-4)*. Lutz, FL: Psychological Assessment Resources.

☞ 自己チェックテスト

1. 高機能とは、その個人が軽度な社会性の障害しかもたないことを意味する。正しいか？ 間違っているか？

2. ジョンは4歳で、発達の全般的な遅れがある。彼の言語、社会性、非言語的認知機能は実年齢より2歳ほど遅れている。標準化された心理検査では、彼の発達機能は概ね均等であり、適応スキルは彼の言語および非言語能力と比し、やや高い。重要な鑑別診断は何か？ それはなぜか？ 上記情報に基づき、最も可能性の高い診断は何か？

3. ASDの鑑別診断として、下記のうち最もASD特有の症状は何か？
    a) 言語機能の遅れ
    b) 運動機能の遅れ
    c) 言語機能の退行や欠如
    d) 非言語的認知機能の遅れ

4. 非言語性学習障害ではプロフィールの乖離（かいり）が見られる。
    一般的に見られる強みは：
    一般的に見られる弱みは：

5. 過読症の子どもは解読能力と理解力と共に高い能力を示す。正しいか？ 間違っているか？

6. 特異的言語障害の子どもは、〜と〜に欠けるが、〜は正常である。

7. アンは3歳の女の子で紹介されて受診した。彼女の非言語的認知機能と運動機能は年齢相応である。しかし、彼女の言語機能は遅れていて、単語をいくつか話すが、まだ2語文以上は話さない。彼女は簡単な指示には従うが、複雑な指示には従えない。彼女は自分の理解を補うために、他者の指さし、動き、ジェスチャーなど非言語性コミュニケーションを利用する。同様に、自分の主張を伝えるために、ジェスチャーやアイコンタクト、表情を利用するが、他者が彼女のことを理解できないとかんしゃくを起こす。彼女は同年代の友人や養育者と非言語的相互

な遊びを楽しむことができる。上記情報に基づき、最も可能性の高い診断は何で、なぜか？

8. 不安障害はASDに最も併存しやすい精神疾患である。正しいか？ 間違っているか？

9. ASDに不安障害が多く見られる理由をいくつか説明せよ。

10. OCDで見られる強迫と固執した興味の違いを説明せよ。

11. 低機能のASDでは、彼らの認知や言語の遅れのために抑うつ症状を認めない。正しいか？ 間違っているか？

12. 不安症状を評価する2つの方法と、抑うつ症状を評価する2つの方法を挙げよ。

13. ヘンリーは20歳の男性であり、自閉症の評価のために来院した。彼は、社会的孤立と特異的言語、奇異な行動を心配する両親と共に来院した。両親によると彼は同年代の友人のように多くの友だちがいることはなかったが、6か月前から機能低下と無意味で脱線した話し方をするようになったことを心配していた。どんな鑑別疾患を検討するべきか？ なぜ？

14. ASDと人格障害の鑑別診断は、共に発症が発達期早期にあるため困難である。正しいか？ 間違っているか？

答え

1. 間違い

2. 全般的発達遅滞、ASD、特異的言語障害：幅広い機能の遅れがある、非言語的認知機能、言語、社会性に均等に遅れがあり、適応機能が備わっている場合、全般的発達遅延であることが多い。141～143ページ参照。

3. C

4. 長所：単純運動機能、聴覚、言語注意、言語記憶、音韻過程、暗記　短所：触覚、複雑運動機能、視覚、視覚注意、視覚記憶、問題解決、実用的言語、数学、読解力、社会能力、感情制御

5. 間違い

6. 表出言語、受容言語、実用言語・社会的コミュニケーション

7. 特異的言語障害：言語の遅れがあるが、非言語的認知、運動、社会機能は正常である。また非言語性コミュニケーションに問題がなく、ジェスチャーを利用しまた理解し、表情変化もある。

8. 正しい

9. 変化への恐怖、予期不安、社会的要求や環境を理解することの困難さ、感覚過敏、効果的適応スキルにつながる社会的支援の欠如

10. 強迫は反復的、侵入的で、不安・ストレスの原因となる。固執した興味はストレスにつながらず、それらが侵入的であるとの自覚もない。

11. 間違い

12. 不安：　Beck Anxiety Inventory (BAI) (Beck & Steer, 1993)
    Child Behavior Checklist (CBCL) (Achenbach & Rescorla, 2001)
    Behavior Assessment Scale for Children, Second Edition (BASC-2)
    (Reynolds & Kamphaus, 2003)
    抑うつ：Beck Depression Inventory, Second Edition (BDI-II)
    (Beck, Steer, & Brown, 1996)
    Children's Depression Inventory, Second Edition (CDI-2) (Kovacs, 2010)

13. ASDと精神病：限定された社会性、奇異な行動、奇異な言語。限定的社会性が見られたことから、小児期に前駆症状があった可能性はあるが、発症が成人早期であることから、精神病がより可能性が高い。また、ASDのように幼小児早期ではなく、成人早期に無意味で脱線した話し方が見られるようになっている。

14. 間違い

第8章
ケースのまとめと報告書の書き方

親との話し合い

　総合的診断・評価の結果の提示には、2つの部分がある。初めに、診断結果を検討し理解を深めるために親や養育者と話し合いをし、次に書面の報告書を渡して終わる。臨床家の多くは、報告書を書くまで親との話し合いを保留しようとする。しかし、私たちの経験では、特に親が自分の子どもにどのような診断が下されるのだろうと非常に神経質になっている最初の診断アセスメントの場合は、直後に結果をフィードバックすることは有用であるだけでなく、必要である。これにより、子どもの評価が行われている最中で観察結果が記憶に新しく、親が現在の心配事をすすんで話せる時に、子どもの状態について話し合うことが期待できる。

　診断結果を伝える時では、親は子どもに最も適した療育を選べるように用意された無限ともいえる多くの情報とともに、放置されることになる。したがって親との話し合いは、臨床家にとって、親が書面の報告書を受け取る前であっても、どのようにして療育を始めたらいいかについて、すみやかに提案できる好機となるのである。親との話し合いではさらに、エビデンスに基づいた療育プログラムについて話し合い、すぐに利用できる療育が必ずしも現在の子どもにとって最適なものではない可能性もあるので、評価後どのようにして最も適した治療や介入を探し出し、それらの情報に基づいた決断をするかを検討することになる。ケースマネージャーやソーシャルワーカーの存在は評価の際に非常に有用であり、親との話し合いの中で自己擁護（アドボカシー）と支援が始まる。ケースマネージャーやソーシャルワーカーは親とコミュニティとの間の連絡役として、適切な支援を確定するために活動する。

> **重 要**
>
> 親との話し合いは、臨床家が包括的評価の結果と共に、まとまった総合的診断を提供する機会となる。これは、多くの場合アセスメントにひき続いて、つまり、子どもの行動観察の記憶が親や臨床家の心にまだ新しいうちに行うのが望ましい。このようにすると、親は説明後すぐに質問したり心配事について話すことができる。もしこの説明が数日あるいは数週間も遅れるならば、親に過度の不安やストレスを与えることになる。さらに親は、自分の子どもに関する十分な情報を得ることにより、アセスメントの段階に区切りをつけ、直ちに子どもに適切な療育サービスや支援を探し始めることができる。

報告書

　親との話し合いに加えて、報告書も適切な治療や介入サービスを受ける上で重要である。他職種の専門家チームによって評価が行われた場合、報告書は統合されていなくてはならない。つまり、1つの報告書にすべての分野の結果が書かれ、受診者の現在の状態、たとえ多くの併存する状態を記述しなければならないとしても、それらを最もよく表すまとまった診断フォーミュレーションが示されている必要がある。提案されることは分野によって違うかもしれないが、ニーズを最もよく説明できるように統合されていなければならない。どの専門職の介入がより効果的に変化をもたらせるかによって、提案の優先順位をつける必要がある。

　長期目標と介入目的が親との話し合いの中で検討され、最も緊急性のあるニーズ、つまり、行動変化をもたらすように調整された今後1年間の活動に対する提案に焦点を当てることがより有用である。例外として、職業訓練と適応スキルの教育は、学校卒業前の少なくとも数年にわたる介入を計画し実施することが必要である。実際には、移行のための計画は中学のできるだけ早い時期に作成されるべきである。しかし、小さな子どもにとって、成人期に向けたアセスメントの視点からの提案は、必ずしも子どもやそのサービス機関に役立つとは限らない。このような場合、早くに獲得することでその先の学習を促進で

> **注 意**
>
> 報告書に書かれる提案は、これからの1年以内に実施されるべき療育課題を整理し焦点を明確にした形で記載する必要がある。提案が、現在の緊急性のあるニーズに基づいて優先順位をつけてなされることは有用である。子どもの安全性や学習にマイナスの影響を与える行動に配慮しながら、機能を促進する影響力の大きなスキルを強調することも重要である。

きるような影響力の大きなスキルに、焦点を当てることが望ましい。

本書で概説した総合的アセスメントの包括的報告書に記載する項目は以下のとおりである。

1. 紹介理由
2. 発達歴、医療歴、家族歴、教育歴
3. 過去のアセスメントの記録
4. 認知・発達のアセスメントの結果
5. 適応行動のアセスメントの結果
6. コミュニケーションのアセスメントの結果
7. 診断アセスメント（直接行動観察と保護者面接）の結果
8. まとめ、解釈と診断フォーミュレーション
9. サービスと介入に関する提案
10. 親や専門家のための社会資源情報

報告書の事例

以下の事例は、報告書の中に検査結果をどのように解釈し伝えるかが例示されている。これらの報告書は、関わった臨床家全員の多くの所見が1つの報告書にまとめられ、受診者の現在の状態を最もよく表す、まとまりのある診断フォーミュレーションが示された、包括的な発達的アプローチの例となっている。事例で提案されている方法は、年齢、機能水準に基づいているが、しかしながら、臨床家は、すべての評価において、治療や介入の提案は最も個別化さ

れ特化されたものであることを心に留めなければならない。したがって、すべての子どもに合う提案のモデルは存在しない。この理由から、提案のトピックがここで示されてはいるが、個別の報告書で典型的にとりあげる方略を網羅しているわけではない。

本章で示される2つの事例は、自閉症スペクトラム障害の診断・評価でよく見られるケースである。

　　事例1：　3歳未満の子どもの初回の診断アセスメント
　　事例2．：平均の知的水準だが複雑な対人コミュニケーションや行動特徴のある学齢期の子ども

事例1：初回診断―幼児期早期

紹介理由

ジョニーは、言語や社会性の発達の遅れが心配されたため小児科の医師の依頼により総合的アセスメントを行った18か月の男子である。アセスメントには、発達面、言語面、行動面の能力の評価、これまでの経過（生育歴）のまとめ、親への面接から得られた記録が含まれる。アセスメントは、2日間にわたる診断コースの中で行われた。

経過（生育歴）

ジョニーの母親による生育歴に関する情報は以下の通りである。

初期発達の経過

ジョニーの母親によると、妊娠7か月から生じた子宮の収縮のために出産まで安静にすることを余儀なくされた。分娩は自然に起こり、39週6日目に正常

> **重　要**
>
> 報告書は、読む時に報告書の目的がよくわかるように紹介理由を最初に記述する必要がある。

> ### お急ぎ参照 8.1
>
> 経過（生育歴）の項目には、以下の情報を記載する。
> - 生育歴
> - 社会性の発達
> - 遊びと相互関係のスキル
> - 行動上の問題
> - 医療歴
> - 家族歴
> - 療育／教育歴
> - 現在の様子

分娩（経腟、頭位出産）であった。体重は8ポンド7オンス、1分、5分後のアプガー指数はそれぞれ8と9であった。出産後の問題はなく、12か月までミルク栄養であった。

ジョニーの早期の発達のマイルストーン（発達指標）は以下のとおりである：1か月で微笑む、6か月で支えなしで座る、9か月ではいはいをする、13か月で独りで歩く、6か月で喃語（ママ、パパ）。現在、一貫して使うわけではないが、約5語（ママ、パパ、マンマ、うん、いや）が出ている。

ジョニーと母親は1週間に1回、午後1時間の"母子教室"に通っている。このプレイセッションで、ジョニーはグループ内の他の子どもに興味を示さず、その代わりに好きなおもちゃ（例：ディズニーの『カーズ』の映画に出ていたトラック）をもって部屋の隅に座っていることを好んだ。

医療歴

ジョニーは12か月の時、熱性けいれんを起こした。彼の両親は、ジョニーの行動を注意深く観察するように勧められたが、それ以来どのようなけいれん発作も見られなかった。

家族歴
　ジョニーの家族には、父方に対人恐怖症の家族、母方のいとこが自閉症スペクトラム障害（ASD）の診断を受けていた。

現在の心配と行動
　ジョニーの小児科の主治医であるスミス医師は最近の訪問健康診断でジョニーの発達についての問題を指摘していた。スミス医師は、ジョニーの言葉の使い方が限定されていること、視線がしっかり合わないこと、運動や言語模倣スキルの弱さを心配し、ジョニーの両親に診断・評価のため当クリニックを紹介した。

発達のアセスメント
実施された検査
　マレン早期学習検査（Mullen Scales of Early Learning）
　ヴァインランド適応行動尺度（第2版）（個別面接様式）（ヴァインランドⅡ）

行動観察
　ジョニーは両親同伴で診断アセスメントを受けた。待合室であいさつをされた時おもちゃで遊んでいて切り替えられず、検査室に行くのが難しかった。母親の励ましで、しばらくして検査者と一緒に検査室に移動し、子ども用の机で提示された様々な課題に取り組んだ。彼の母親は問診を受けるために他の部屋

お急ぎ参照 8.2

行動観察の項目には、以下の情報を記載する。
- あいさつされた時の反応
- 努力のし方／注意力／指示に従うこと／他者への接近
- 言語スキル
- 現在の行動の様子（例：異常行動、落ち着きのなさ）
- その他、視覚的スケジュール、強化子、サイン言語等の検査時に使用した支援教材

に移動した。ジョニーの父親は、検査室にそのままとどまった。

　継続的な励ましや強化をうけて、ジョニーは提示されたほとんどの課題に取り組むことができた。彼は、手で操作する課題（例：保持したり、分類したり、マッチングする課題）や本に書いてある絵を見る方が、言語だけの課題よりも上手にこなすことができた。ジョニーは、わずかな発声と喃語をしゃべった。言葉に伴って限られたジェスチャーを使う（例：近接したものへの指さし、「もっと」と言う意味のジェスチャー）。視線の合い方にはむらがあった。このように、ジョニーは自分の欲求を他者に表現する一貫した手段をもっていないようで、何をやってほしがっているかを理解するのはしばしば困難であった。

　アセスメントのすべてのプロセスを観察したジョニーの父親は、ジョニーの示した行動は、家庭での行動と一致すると述べた。したがって、このアセスメント結果はジョニーのこの時点での発達水準を表すものとして正確であると判断された。

発達検査の結果

　ジョニーの発達水準は、マレン早期学習検査（Mullen Scales of Early Learning）によって判定された。マレン検査は子どもの発達水準を5つの領域にわたって測定する。(1) 視覚受容（非言語的課題解決能力）、(2) 受容言語（言語を理解する能力）、(3) 表出言語（言語を使う能力）、(4) 微細運動、(5) 粗大運動である。それぞれの領域の標準得点は、平均が50、標準偏差が10である。マレン検査でのジョニーの標準得点と発達年齢は表8.1に示されている。

注　意

妥当性の水準は重要である、なぜなら臨床家は、様々な情報の妥当性を基準にして判断を行うからである。もし親から得られた子どもの行動やスキルに関する情報が期待されたものと異なっていたり、子どもが検査場面になじめず、検査実施が非常に困難であるとしたら、臨床家は得られた情報が子どもの真の能力を過小評価しているか、過大評価しているかについての判断を記載しなければならない。

表 8.1 マレン早期学習検査結果

領域	標準得点	発達年齢	パーセンタイル順位	発達水準
視覚受容	49	18	46	正常
微細運動	38	14	12	中度
受容言語	20	9	1	重度
表出言語	21	8	1	重度
粗大運動	43	16	24	正常

　ジョニーのマレン検査の得点はばらつきのある発達プロフィールを示している。視覚受容や粗大運動の能力は、年齢相応である。一方、表出言語と受容言語の両方の領域で有意な遅れを示した。微細運動領域は年齢平均以下の水準である。

　もっと細かく見ると、ジョニーには言葉に近い発声がいくらかあるが、喃語やジャーゴン、言語様の音声はあまり見られないし、コミュニケーションのためのジェスチャーも見られない。ジョニーは、また、簡単な言語指示（例：ドアはどこ？）やジェスチャー（「ちょうだい」の意味で手を差し出すジェスチャーをする）を理解することが困難である。さらに、彼の微細運動能力は年齢平均より劣っており、そのことは彼が検査者の行動をなかなか真似できないという

注　意

子どもの弱さと同時に、その強みについても検討することを忘れてはならない。このことは、発達的に重い障害がある場合は特に重要である。もし、能力を向上させる方法とともに強みのある領域が記述されたら、このことは、今後の療育のなかでどのように指導するかを考えている臨床家にとって、その方法と内容が効果的かを示すのに有用である。

模倣能力の低さに影響している可能性があった。このような脆弱性にもかかわらず、ジョニーはとても好奇心が強く、特に興味をもった物や絵に関する課題をやりとげることに強い意欲を示した。彼は、因果関係（"最初に"これをやったら、"次に"これをもらえる）を理解し、直接的指示へよく反応する。このように、彼の模倣能力の限界にもかかわらず、基本的学習準備能力は優れていた。

適応行動のアセスメント

　ジョニーの適応行動のアセスメントに関しては、母親がヴァインランド適応行動尺度 第2版（個別面接様式）(Vineland Adaptive Behavior Scales, Second Edition, Survey Form: Vineland Ⅱ) に回答した。ヴァインランドⅡは適応行動のアセスメント尺度で、自分の身の回りのことを処理するに必要な毎日の活動と、周りの人とうまくやっていくための行動尺度から構成されている。適応行動とは、子どもが何ができるかではなく、自立して実際何をしているか、を反映するものである。ジョニーのヴァインランドⅡの得点は次ページの表8.2に示され、領域ごとの得点は、標準得点（平均:100、標準偏差:15）で示されている。各領域の下位領域得点はV得点 (V-scores) で示され、平均が15、標準偏差が3である。

　ヴァインランドⅡの面接でジョニーの適応行動の合計得点は、年齢と比較すると中度の遅れがある。領域間の得点を比較すると、ジョニーの得点は非常にばらついている。コミュニケーション領域の読み書きと運動能力は優れている一方、その他の領域は中度から重度の遅れがあり、全体として遅れがあると判断できる。

　ジョニーの全体的適応コミュニケーション得点は、年齢に比べると中度の遅れがあり、有意な遅れのみられる"理解言語"と"表出言語"に比べると"読み書き"が相対的に優れている。また、日常生活の適応スキルもばらつきがあり、"身辺自立"や"家事"の得点は中度の遅れを示すが、"地域生活"の得点は年齢相応である。彼の社会性領域の得点は重度の水準であり、"対人関係"や"遊びと余暇"の下位領域での著しい弱さがあるという特徴がある。最後に、運動領域は、"粗大運動"が年齢相当、"微細運動"は中度の遅れがあることがわかった――これは発達検査の結果と共通している。

表 8.2 ヴァインランド得点

下位領域／領域	V得点と標準得点	相当年齢（年－月）	パーセンタイル順位	適応水準
受容	9	0-9		重度
表出	9	0-11		重度
読み書き	16	1-10		正常
コミュニケーション領域	**75**		**5**	**中度**
身辺自立	11	1-2		中度
家事	11	1-2		中度
地域生活	14	1-4		正常
日常生活スキル領域	**79**		**8**	**中度**
対人関係	9	0-9		重度
遊びと余暇	9	0-10		重度
コーピングスキル	12	1-2		中度
社会性領域	**65**		**1**	**重度**
粗大運動	15	1-8		正常
微細運動	12	1-3		中度
運動スキル領域	**85**		**16**	**中度**
不適応行動領域合計	**75**		**5**	**中度**

言語コミュニケーションのアセスメント

実施された検査

コミュニケーション・象徴行動検査‒発達プロフィール（Communication and Symbolic Behavior Scale‒Developmental Profile: CSBS）

行動観察

ジョニーの2日目の検査は、約45分間かかった。ジョニーは検査の間、とても活動的で、検査課題に向かわせるために何回も身体的誘導が必要だった。ジョニーの母親は彼を膝に座らせ、必要な時に注意を検査課題に向けるよう促していた。CSBSの間の彼のコミュニケーション水準は家庭での全体的様子と同様であると、母親は述べた。したがって、以下の結果はジョニーの現在の言語能力を正確に表していると考えられる。

ジョニーのコミュニケーションスキルのアセスメントは、コミュニケーション・象徴行動検査‒発達プロフィール（Communication and Symbolic Behavior Scale-Developmental Profile: CSBS）を使って行われた。CSBSは検査者が子どもをコミュニケーションに "誘う" 様々な活動からなっており、その結果は、社会性、言語、象徴の3つの領域の合計得点で表される。ジョニーのCSBSの得点は表8.3（平均10、標準偏差3）に示されている。

CSBSの結果は、言語機能全体に顕著な遅れがあることを示しているが、これは発達検査の結果と一貫性がある。ジョニーは検査中、単語も単語に近い発声もなく、全体的に、比較的無口であった。彼の発声は、母音が多く（例：「アー」「オー」「ウァ」）、そして、うなり声やかん高い声と子音を含む4種類の音（例：「ムムム」「ティティティ」「ドドド」「ゴゴゴ」）だった。しかし、彼の発声の多くは異常（例：鼻音など）があった。ジョニーは、要求を表す時や抵抗する時には、わずかな慣習的ジェスチャーを使う（例：手を伸ばす、押す）が、指さしや叙述的ジェスチャーは行わず、視線と発声を統合する傾向はなかった。時々、音声とジェスチャーを統合することはあるが、大体において、他者に助けを頼むより、様々な活動を自分一人で達成しようとする傾向があった（例：おやつの入れ物の蓋を開けようとする）。このように、彼の発声の多くは、コミュニケーションの文脈で使われることはなかった。

表 8.3 CSBS 得点

領　域	下位尺度	得　点	パーセンタイル順位
社会性尺度	感情と視線	7	16
	コミュニケーション	4	2
	ジェスチャー	6	9
社会性領域		**5**	**5**
言語尺度	音声	7	16
	単語	7	16
言語領域		**7**	**16**
象徴尺度	理解	6	9
	遊び	6	9
象徴領域		**5**	**5**

　ジョニーの遊びの能力は同様に遅れがあった。彼は絵本にわずかに興味を示し、検査者がモデルを示した後に積み木を積んだりするが、象徴的遊びや見立て遊びは見られなかった。しかし、検査者が何回かモデルを示すと、彼はぬいぐるみの人形に物を食べさせる行動を模倣した。

診断アセスメント
実施された検査
　自閉症診断観察検査モジュール1（Autism Diagnostic Observation Scale, Module 1: ADOS module 1）は、ジョニーの対人コミュニケーション、行動や遊びのスキルに関する標準的行動観察の記録を得るために実施された。ADOSは、構造化されておらず、どう反応すればよいかの指示のない、対人的な遊びの状況に子どもをおく臨床的手続きである。ジョニーは初日に母と一緒にADOSを受けた。母は全体的に、ADOSの検査中の彼の行動は家庭での行動とほぼ同じ

であるという報告をした。

対人コミュニケーション

　発達検査中の行動と同じように、ジョニーの発声は母音とわずかな子音に限られていた。彼の視線は合ったり合わなかったりしたが、多くの場合発声は何かを要求したり興味があることを表現する目的で、検査者や母親に向けられた。また、検査者や母親を見て微笑んでいる時には、活動での興奮を共有するために、ジョニーはより視線を合わせることが多かった。要求時、ジョニーのコミュニケーションの方法のほとんどは、検査者の手をほしいものの方に引っ張り、何の表情もなく泣くことであった。ジョニーは、注意を引くために名前を呼んでも必ずしも反応せず、注意を引くためには彼に触れなければならなかった。ジョニーは離れたところのものを指さすことはなく、コミュニケーションのためのジェスチャー（例：手を振る、拍手、頷く、首を振る）やコミュニケーションのために物を渡す行動などは見られなかった。

遊びとやりとり

　ジョニーは動きのあるおもちゃ（例：ウサギの電動玩具、シャボン玉マシーン）で新しい遊びを楽しんだが、機能的遊びのスキルは、ボールを前後に転がすこと、車を押すことに限られていた。彼は、コーズ－エフェクト（原因－結果のある）

お急ぎ参照 8.3

対人コミュニケーションの項目には、以下の情報を記載する。

- コミュニケーションのための行動の頻度
- コミュニケーションのための行動の質
- 非言語性コミュニケーション（ジェスチャー／アイコンタクト／顔の表情）
- 他者への対人的働きかけの開始
- 他者からの働きかけへの反応
- 相互的な対人的関わりを維持する能力

> ### お急ぎ参照 8.4
>
> **遊びの項目には、以下の情報を記載する。**
> - 機能的遊びのスキル
> - 相互的遊びのスキル
> - 象徴的／見立て遊びのスキル
> - 抽象化の能力（就学前期、学童期）
> - 物語を作る能力（就学前期、学童期）

おもちゃに興味を示し、音の出る電話のボタンを何回も押したり、とびだすおもちゃで遊んだ。しかし、非常に重要なことには、ジョニーは母親と一緒の体を使ったルーチンゲーム、例えば、くすぐり遊びや彼を上に放り投げる遊びなどをとても喜んだ。象徴的遊びや見立て遊びのいかなる芽生えも見られなかった。

こだわり行動や反復行動

遊びのセッションを通して、ジョニーには腕を振る、飛び跳ねるなどを繰り返す反復行動が観察された。彼はまた、台所用具に興味を示し、それを両手に持ち、それを取られると明らかに不快感を示した。母親はこの行動は家庭でも見られると述べた。

> ### お急ぎ参照 8.5
>
> **行動の項目には、以下の情報を記載する。**
> - 異常行動、反復行動や強迫的行動の存在
> - 感覚面に指向した行動
> - こだわり行動や興味の限局

> **注 意**
>
> まとめの項目には、様々な検査結果から抽出した、診断を下すにあたって最も重要な結果に関しての短いまとめを記入する。全体的IQや言語検査の結果のみが重要なら、その検査結果のみを転記する（例：知的障害を記述する場合）。

まとめ

ジョニーは18か月の男児で、主治医の小児科医からの紹介で言語や社会的スキルの少なさの心配から総合的アセスメントを受けた。

発達アセスメントのまとめ

発達アセスメントの結果、ジョニーの視覚処理能力や粗大運動スキルは年齢相応であり、一方、彼の受容言語・表出言語は年齢に比して有意に遅れていた。微細運動スキルは現在のところ平均より低い。ジョニーは自分の興味がある物理的に操作できるものやカラーの絵の構造化された課題で、より能力を発揮できる。言語が関係する課題に取り組むことはより難しい。また、ジョニーの適応スキルは有意に遅れており、特に受容および表出言語と対人関係、遊びのスキルで、遅れが大きい。

対人コミュニケーションのアセスメントのまとめ

コミュニケーションのアセスメントは、ジョニーの対人コミュニケーションや遊びのスキルとともに受容と表出言語に遅れがあることを示している。彼の話し言葉は発声や言語様音声も少なく限定されており、それをコミュニカティブなジェスチャーで補うこともなかった。彼はまた他者の言葉に反応することも困難だった。にもかかわらず、非常に興味があり、好きな活動であれば（例：シャボン玉遊び）、彼は視線を合わせるなどのコミュニケーションのための行動を使って、要求することや喜びを共有することができた。ジョニーの遊びのスキルはコーズ—エフェクト（原因—結果のある）遊びに限られている。彼は、身体的活動を含む、例えばボールを転がしたり戻したりする遊びやくすぐり遊び

> **お急ぎ参照 8.6**
>
> 最終診断では、すべての検査結果を総合して判断を下す。これ以前には、特定の診断基準について検討するのではなく、行動に関する情報を記載するにとどめる。認知や言語面の検査結果は特定の認知的・言語的遅滞、例えば、知的障害、非言語性学習障害、受容性、表出性言語障害などの診断を示唆するかもしれないが、診断を下すのは、最終診断のところまで行わないようにすることが重要である。

などの相互的な遊びを喜ぶが、まだ、本当の機能的、象徴的遊びを楽しむことはできない。

診断フォーミュレーション

非定型的な行動の存在とともに、言語、コミュニケーション、社会性の弱さを含むジョニーの現在のプロフィールからは、自閉症スペクトラム障害（ASD）の診断が下される。非常に幼い子どもの場合、ASDの診断は暫定的なものであり、今後少なくとも数年間は、介入の効果でどのくらい変わるのかを、子どもの発達を継続的に把握することによって確認する必要がある。発達早期にASDの症状を示す子どもの発達変化は、子ども一人一人で大きく違う。したがって、ジョ

> **注 意**
>
> 3歳以下の子どもの場合、広汎性発達障害（自閉性障害、PDD-NOS、アスペルガー障害）の中での違いを明確にすることは非常に困難である。この理由から、自閉症スペクトラム障害という広義の診断名を、年長になった時に確定診断を行うことを条件に臨床では使用することがある。近刊予定のDSM-5では自閉症の下位分類の診断がなくなるので、自閉症スペクトラム障害を使うことはより妥当性がある（訳注：DSM-5は2013年5月に発行された）。

ニーが今後どう成長するのかの予測には制限を加えてはならず、集中的な療育を行うことによって、ジョニーがもっていて芽生えつつある様々なスキルの育成を開始することができる。このアセスメントに基づいて、以下の教育的提案がまとめられた。

教育的提案
治療教育場面での教育計画
　早期の集中的な介入サービスがASDの子どもには勧められる。介入のベストプラクティスを概観した2つの社会資源は『自閉症の子どもの教育（National Research Council, National Academy of Science, 2001）』という本とNational Standards Project（National Autism Center, 2010）である。3歳以下の子どもにとっては、多くの場合子どものニーズに合わせて特別に個別化されたサービスを家庭環境の中で受けることが勧められる。

特別なサービス／アセスメント
　総合的アセスメントの結果から、個別化されたサービス、あるいは子どもの個別のニーズに合わせた更なるアセスメントが決められる。以下に個別化されたサービスを示す。

- 言語療法
- 作業療法／評価
- 運動療法／評価
- 行動介入／評価
- 発達的／遊戯療法
- 医学的評価（例：神経学的、遺伝学的、聴覚、摂食の評価）

概念の発達
　特定の発達の遅れがあることがわかったら、特定のスキルを形成することが勧められる。概念発達のために重要な一般的スキルは以下のとおりである。

- 基本的な学習姿勢（例：座ること、注意を向けること、大人の指示に従うこと）
- 模倣能力（例：動作模倣、言語模倣）

- 実物や絵カードを合わせること／分けること／並べること
- 視覚的、言語的記憶

遊びのスキルの発達

　遊びの発達の領域に遅れや障害が見いだされたら、遊びのスキルのレパートリーに関する特別な助言が行われる。助言は子どものニーズに基づき、遊びの発達の自然な段階に応じてなされる。

- 機能的遊び
- 象徴的遊び
- 想像的遊び

親教育

　子どもが最初に診断された時は、両親には、診断の意味を理解することと子どもに適切で効果的な教育プログラムを開始するために、多くの助言と支援が必要である。家庭で実施することのできる方法と同時に、地域のサービスや支援ネットワークに関する提案は両親にとって非常に重要なアドバイスになる。

継続的アセスメント

　3歳以下の幼児期のASDに対する診断の暫定的性質を考慮すると、継続的評価が推奨される。実施間隔は年齢と子どものニーズによるが、多くの場合2歳以下の子どもでは、3～4歳時に確定診断のための再評価が推奨される。

親と専門家に関する社会資源

　子どものニーズに基づいて専門家が役立つと考える図書やホームページのリストを親に渡すことは、しばしばとても有用である。ASDの診断を初めて受けた子どもに共通に役立つ社会的資源は、以下のとおりである。

- 治療や療育に関する標準的ベストプラクティスの文献など
  (例：「自閉症のある子どもの教育」(National Research Council, 2001)；
  National Standards Project, www.nationalautismcenter.org/nsp/)
- ASDに関する全国規模のホームページ
  (例：Autism Speaks, www.autismspeaks.org)

- 地方および全国の親支援ネットワーク
  （例：Autism Society of America, www.autism-society.org）
- 地方の療育関連行政機関（例：教育委員会、早期療育部、社会サービス部など）
- 行政の情報ホームページ（例：米国疾病予防機関（CDC）：
  Learn the sign, Act Early, www.cdc.gov/ncbddd/actearly/index.html）

参考文献

National Research Council (2001). Educating children with autism. Committee on Educational Interventions for Children with Autism. Division of Behavioral and Social Sciences and Education. Washington, DC: National Academy Press. www.nap.edu

National Autism Center (2010). National Standards Project. Randolph, MA. www.nationalautismcenter.org/about/national.php

事例2：ASDの児童

紹介理由

　ウィリアムは6歳9か月の男児で、総合的診断を受けるために来院した。この診断は、学校からウィリアムの現在の症状についての診断をしてほしいという依頼に応えるためと同時に、学校に、教育的、臨床的プログラムへの助言をするために行われた。評価は、ウィリアムの認知、言語、行動スキルのアセスメント、これまでの記録の総合的まとめ、ウィリアムの両親からの聞きとりからなっている。アセスメントは、2日連続の診断コースの中で行われた。

経過

　以下の情報が、ウィリアムの診断コースの面接によって両親から得られた。

発達歴

　ウィリアムは、正常な妊娠と陣痛を経て、予定日の3日後に生れた。1年目には、発達に関して何も問題はなかった。運動能力に関して、6か月には支えなしで座り、8か月ではいはいをし、15か月で独り歩きをした。3か月で微笑み、両親とのやりとりを楽しんだと推定される。

ウィリアムは、9~10か月で始語が出て、18か月には大よそ25語出ていたが、語連鎖は見られなかった。両親は24か月にまだ語連鎖が見られないこと、おもちゃで適切な遊びをしないことを心配し始めた。これと対照的に、18か月で自分に関連する数と文字を覚え、その後すぐに文字全体を読めるようになった。しかし、読んだ内容を理解する力は、文字を読む能力より劣っていた。ウィリアムは、自分の興味を他者に表すためにおもちゃをもち上げてみせることもしないし、周りにある興味をひくものを指さすこともしなかった。乳幼児期には、小さい子どもや赤ん坊の泣き声を聞くと、とても混乱した。

　対人的やりとりに関しては、最近ではウィリアムは大人や他の子どもとやりとりするのにとても興味を示すが、どうやってやりとりをしたらいいかわかっているわけではない。彼がいつも同じ質問をしたり同じコメントを何回もするために、他の子どもたちは彼と遊ぶのにうんざりしてしまう。彼は、小グループ場面のゲームでどう遊んでいいのか、何をしたらいいのか、について混乱する。このような時には、彼は自分一人で遊びがちである。

　ウィリアムはまた、自己制御の問題をかかえていて、例えば、空間の中で自分の身体の位置を把握することが難しかったり、興奮した時に異常な動きをすることを抑制したりできない。彼の両親は、何か予測通りにいかないことがあると、とても混乱すると報告した（例：あまり行ったことのないレストランに行くなど）。ひとたび混乱すると、落ち着くことは難しい。

医療歴

　ウィリアムは、普段はとても健康である。彼は聴覚検査を受けたが、何の問題もなかった。ただ、睡眠には多くの問題があり、夜、入眠するのに1時間以上もかかることがしばしばあり、夜中にもよく目が覚める。

家族歴

　彼の家族には、ASDおよび発達遅滞の人はいない。

教育歴

　ウィリアムは、16人の子どものいる幼稚園の通常クラスに通っている。そこ

では、全日制のプログラムが実施されている。それ以外に、以下のような特別な教育支援を受けている：通級で学習支援と言語、作業療法。学習面ではよく課題を達成しているが、前述したように対人関係を維持することに困難がある。

心理学的アセスメント
過去のアセスメント
　3歳6か月の時に初めて、臨床心理士ジョーンズ博士からアセスメントを受けた。マレン早期学習検査の非言語の問題解決、微細運動、受容言語面で有意な遅れが見られた。これらの領域では、2歳半の水準であった。しかし、彼の表出言語は、年齢相応だった。ジョーンズ博士は、ヴァインランド適応行動尺度も実施し、この結果から、適応面でも中―重度の遅れがあり、特に社会性と運動面の遅れが顕著だった。ウィリアムは社会・コミュニケーションの面で弱さをもち、語用論面での言葉の遅れ、エコラリア、語句のくりかえしが多く、大人主導の活動には非協力的で、共同注意はなく、年齢相応の想像遊びをすることがなかった。ジョーンズ博士の報告書にある診断名は語用論的言語障害である。

行動観察
　ウィリアムは、両親に伴われてアセスメントに訪れた。彼は適切な服装をし、身だしなみも整っていた。検査者がウィリアムにあいさつをした時は、待合室でおもちゃで遊んでいた。彼は検査者を見上げて、目を合わせ、「ハーイ」と言った。両親からの分離は容易で、検査室に入り促されると椅子に座った。
　セッションの始めに、その日にどのようなことをするか、また、いつおもちゃ

重　要

過去の評価から、以下の情報を明らかにする必要がある。
- 過去の機能水準および強みと弱みのプロフィール
- 到達していた発達水準
- 子どもの確定診断に関係する遅れの経過

で遊べるかについていろいろ質問をした。このため検査者は、その日にやることについてスケジュールを作り、彼はそれをいつも確認することができた。このスケジュールがあることで、彼はそれ以上同じ質問を繰り返すことはなくなり、とても落ち着いて、リラックスして課題に取り組めた。

　全体的に、ウィリアムは検査に協力的で素直であった。検査者の指示に従い、熱心に課題に取り組んだ。約45分間熱心に検査課題を解き、集中力を発揮した。それから、休憩を要求した。短い休憩の後、ただちに彼は検査室に戻り、残った課題を再び始めることができ、20分ほどで終了した。課題への取り組み方に関しては、検査者が提示したすべての検査に取り組む意欲を示し、フラストレーションにも耐え、やや難しい課題にも取り組み、おおむね注意深く、また、やり方をよく考えて課題を解いていた。時々、彼は少し衝動的になり、あまり熟慮せず素早く答えてしまうこともあったが、注意深く行動するという指示書があればすぐ理解することができた。

　ウィリアムの言語に関しては、複文をしゃべり、言葉での要求、情報請求、過去の経験や興味などへの質問に答えるなどの様々な機能を使うことができた。例えば、下位検査の間の小休憩の時、ウィリアムは検査者に、学校が終わったこと、夏にはキャンプに行く予定があることを話した。しかし、ウィリアムは言語の質的な面では通常でない様相を示し、例えば同じような文法の間違いをくり返した（例：傘の定義を聞かれると、「雨の中で使う、雨が使う」などと言う）。

　行動特徴に関して言えば、とても落ち着かない様子で座っていたが、机には行儀よく向かった。体を動かす行動にもかかわらず、彼は適切に課題に取り組み働きかけに反応したので、彼のその行動の水準は課題遂行に影響しなかった。また、彼は興奮すると、ぴょんぴょんと何回も跳んだり、手を打ち合わせたりした。

　ウィリアムの両親は、彼が示す行動はおおむね彼らが想像したものと一致したと述べた。この情報を受けて、ウィリアムの検査遂行時の努力と誠実さとともに、以下の情報は彼の現在の能力を示す信頼性と妥当性があると判断された。

> **注　意**
> 子どもに合わせて、適切な検査を選ぶ必要がある。知的能力全体と言語・非言語性推理、ワーキングメモリー、処理速度などの合成得点をみることができ、また、ASD の子どもは群内、群間のばらつきがあることが多いので、本事例には、WISC-Ⅳが選択された。

認知検査

　ウィリアムの認知能力は、ウェクスラー児童用知能検査 第4版（WISC-Ⅳ）を使って測定された。WISC-Ⅳは、認知能力の様々な側面を総合して測定するために設けられた複数の下位検査から構成されている。検査には4つの指標（合計得点）、言語理解、知覚推理、ワーキングメモリー、処理速度がある。この検査では全検査 IQ を出すことができ、それは4指標の合計から全体的な知的水準を表す。これらの値は、平均が100、標準偏差（SD）15 の標準得点として記述される。ウィリアムの能力は、表8.4 に示されている。

全体的な認知水準

　ウィリアムの認知プロフィールはかなりばらつきがあり、合成得点の最高得点と最低得点に35点の差がある（知覚推理と処理速度）。この差は有意に異常で

表 8.4 WISC-Ⅳ合成得点と全検査 IQ

指　標	合成得点	信頼区間	パーセンタイル
言語理解（VCI）	89	83-96	23
ワーキングメモリー（WMI）	97	90-105	42
知覚推理（PRI）	115	106-121	84
処理速度（PSI）	80	73-91	9
全検査 IQ	**94**	**89-99**	**34**

あり、パーセンタイルは1％未満である。ウィリアムは言語性能力と非言語性能力（言語理解と知覚推理）間および能力内にも有意で異常な乖離がある。

したがって、彼の全検査IQは、認知能力の強みと弱みのばらつきの平均を表したものと、慎重に解釈しなければならない。むしろ、彼の認知プロフィールのより完全な評価は、以下に示される合成得点や下位検査の値の詳細と分析によって示される。

WISC-IVでは、特定の認知機能を調べるために、その下位検査の評価点が算定される。ウィリアムの下位検査の評価点（平均=10、SD=3）は表8.5に示される。

言語表出、言語理解、言語推理

WISC-IVの言語理解指標（VCI）は、公的教育やそれ以外の教育機会を通じて獲得された言語的知識や理解力を示している。ウィリアムのこの合成得点は、同年齢の子どもに比べ低い水準にある（23パーセンタイル）が、下位検査間には有意な差がみられる。特に、彼の"類似"と"単語"の下位検査の水準は、"理解"より顕著に高く、"理解"が認知プロフィールの顕著な弱みとなっている。"類似"と"単語"の下位検査の評価点はそれぞれ、彼の言語概念力や言語的知識を表している。"理解"の下位検査は、社会的判断や常識的な推論力、日常の課題解決力を含む論理的推論の能力や表出のスキルを測定している。

聴覚言語的注意力および記憶力

WISC-IVのワーキングメモリー指標（WMI）は、2つの言語性下位検査（"数唱""語音整列"）から構成されている。ウィリアムのこの合成得点は、標準的水準（42パーセンタイル）である。下位検査の評価点の間には有意な差があったが、それでも両方とも正常の範囲内に収まっている。"数唱"では、検査者の指

注 意

一般的にASDの子どもには、認知能力間に大きなばらつきがみられる。したがって、全検査IQが子どもの真の能力を表しているものではないので、多くの場合これを解釈することはできない。

表 8.5 WISC-IV下位検査評価点

下位検査	評価点	下位検査	評価点
言語理解（VCI）		**知覚推理（PRI）**	
類似	12	積木模様	15
単語	9	絵の概念	7
理解	3	行列推理	15
ワーキングメモリー（WMI）		**処理速度（PSI）**	
数唱	11	符号	6
語音整列	8	記号探し	7

示を聞き順唱も逆唱も行うことができ、検査得点にはあまり大きなばらつきはなかった。"数唱"の順唱と逆唱では、注意力と機械的暗記力が必要となり、さらに逆唱課題ではワーキングメモリーが必要とされる。"語音整列"では、ウィリアムは様々な文字や数の連鎖を聞いた後、それを頭の中で一連の順番に整列して正確に再生することが求められる。この課題は、ワーキングメモリーや知的コントロール力が必要となる。

視覚的分析と非言語的推論

　知覚推理指標（PRI）は視覚認知課題（"積木模様"）と非言語性推論（"絵の概念""行列推理"）から構成される。これらの視覚に基づく問題解決課題では、ウィリアムの能力は平均以上であるが（知覚推論指標：84パーセンタイル）、しかし下位検査間には有意な差がみられる。"積木模様"、"行列推理"の評価点は、"絵

お急ぎ参照 8.7

ASDの子どもは、多くの場合機械的言語能力にすぐれ、社会的判断や直感的推理には困難がある。

の概念"より有意に高かった。"積木模様"では、視覚情報を分析・統合する、つまり、知覚する（「見る」）と同時に全体を構成することが求められるように、空間や視覚認知力を含んでいる。"行列推理"は、ウィリアムが模様の関係からパターンを見つけるように言われたように、パターンの認識や推理能力が求められる。"絵の概念"は、非言語性概念推論課題、つまり各列の絵の中から概念的に同様な絵を選ぶことを求められる。

この課題でウィリアムは、しばしばリマインダーを提示されても課題のルールを理解して守ることが非常に困難であった。特に、2列の絵の各列から1つの絵を選択することを求められると、概念的に関連しているものを選ぶのではなく、しばしば物理的に同一なものを同じ列の中から選んでいた。

処理速度

WISC-Ⅳの処理速度指標（PSI）は、単純な、あるいは一定の視覚的課題をできるだけ早く間違えずに見比べて、応答する課題である（"符号""記号探し"）。この領域の課題は、注意力や集中力とともに衝動的な行動も評価できるように構成されている。この領域でのウィリアムの全体的な得点は、平均的水準より低く（処理速度、9パーセンタイル）、彼の下位検査間の評価点にはばらつきがなかった。両下位検査において、ウィリアムは検査の間中、注意や課題への取り組み姿勢を維持して、注意深く、よく考えて課題を解くが、その速度は遅く、一定のペースでしか進まなかった。

注 意

ASDの子どもではしばしば、"符号"が"記号探し"よりも苦手である。それは、"符号"には書字運動が必要だからである。このことがあてはまる場合には、処理速度の合計得点が、子どもの処理速度能力の全体を反映していると、解釈してはならない。

実行機能のアセスメント

毎日の生活を送るなかでの注意や制御行動を測定するために、ウィリアムの両親は実行機能行動評価検査（Behavior Rating Inventory of Executive Functioning：BRIEF）を評定するように求められた。この質問紙は、86問の行動リストからなり、家庭のようなリラックスした環境で示す行動の頻度を評定する。行動は次の2つの指標のいずれかに属する。

(1) 行動制御指標：不適切な行動を抑制する能力、日常生活の習慣や環境の変化に対する適応、感情をコントロールする能力からなる。
(2) メタ認知指標：活動を遂行するために、心的活動を組織化、協調、計画、志向する能力からなる。

評定は、指標領域内下位尺度について行われた。実行機能の総合評価は、総合実行機能得点として得られる。得点は、平均が50で標準偏差が10、得点が高いほど困難度が高いことを示すT得点で表される。T得点が65以上の場合は、臨床的に有意な問題があることになる。ウィリアムのBRIEFの得点は、次ページの表8.6に示されている。

BRIEFの、類似項目の回答の一貫性や否定的に答える傾向の有無で測定される妥当性は正常の範囲内に収まり、結果のプロフィールは妥当と言えるものであった。

BRIEFの全体的な指標、または総合実行機能得点は行動制御指標と同様、高得点で、彼の日常生活は実行機能に関連した行動に著しい困難を抱えていることがわかった。しかし、ウィリアムのメタ認知の指標は標準内の水準だった。

ウィリアムの母親の報告からは、彼は行動制御に関して非常な困難を抱えていることがわかった。特に、抑制と行動の切り替えに関する下位尺度の値は非常

注 意

検査には、認知検査のように、結果の妥当性が示されていることが重要である。BRIEFにはこの目的のために、2つの妥当性尺度が備わっている。

表 8.6 BRIEF 得点

指標／下位尺度	T-得点
総合実行機能得点	**65**
行動制御指標	**69**
抑制	67
切り替え	70
感情コントロール	64
メタ認知指標	**60**
コミュニケーションの開始	58
ワーキングメモリー	65
計画／企画	54
材料の整理統合	53
自己モニター	63

に高かった。このことはルーチンを変更したり、場面を切り替えたり、課題を柔軟に解決したり、焦点をある話題から他のものに切り替えることが困難であることを意味した。さらに、母親によると、ウィリアムは衝動的に、熟慮なしに行動を開始し、無謀で馬鹿げた行動をし、じっと座っていることも大変だった。また、メタ認知指標では、ワーキングメモリーに弱さがあると、母親は報告した。例えば、2つ以上のステップを含む指示や課題を達成することが困難だった。

適応行動のアセスメント

ウィリアムの母親は、ヴァインランド適応行動尺度（第2版）（個別面接様式）(Vineland Adaptive Behavior Scales, Second Edition, Survey Form: VinelandⅡ) に回答した。ヴァインランドⅡは、自分の身の回りの処理をしたり、他者とうまくやるために必要な日常的活動と定義される適応行動を測定する個別検査である。ヴァインランドⅡの得点は、できる能力があるかではなく日常の文

脈の中で自立的に達成できるかどうかを表している。ウィリアムのヴァインランドⅡの結果は表8.7に示されている。

　ヴァインランドⅡの面接の結果からは、ウィリアムの全体的適応スキルは、年齢の平均に比べると軽度の遅れがあり、適応行動とWISC-Ⅳで測定された認知機能との間には大きな乖離(かいり)があることがわかった。彼の認知能力と適応スキルの差は、彼が日常生活のルーチンや文脈に、彼の認知能力を自立的に適用することができないことを示している。また、この乖離は、ウィリアムが日常的で自然な場面より、高度に構造化された環境の中で、より適切に行動できることを示している。

　コミュニケーション領域では、ウィリアムの得点は、"中度"から"正常"の水準に分布する。しかし、彼の適応行動は、すべての領域において年齢より劣っていた。彼の"受容"の相当年齢は2歳5か月で、言語的指示を聞きそれに従うのには困難があった。彼の"表出"の相当年齢は4歳6か月で、自分の誕生日や自宅の住所を答えることができ、現在形や過去形を使うことができた。しかし、物語やテレビの番組のあら筋を説明すること、経験を詳しく話すこと、声の大きさを適切に調整することは困難だった。彼の"読み書き"の相当年齢は5歳1か月で、活字体のアルファベットはすべてわかり、自分のファーストネームを模倣して書くことができるが、声を出して読むことができるのは10語未満であり、書くことができる簡単な単語も3語未満であった。

　日常生活スキルの領域では、ウィリアムの得点はすべて中度の水準であるが、相当年齢にはいくらかばらつきがあった。彼の"家事"の相当年齢は2歳2か月で、自分で熱いものやとがったものに注意を向けることができず、テーブルから食べ終わったものを片付けることができず、基本的な家事での手伝いをすることができない。彼の"身辺自立"と"地域生活"の相当年齢はそれぞれ4歳0か

重　要
結果を理解し、介入計画を立てるためには、子どもが困難を抱えている行動の例を拾い上げる必要がある。

表 8.7 ヴァインランド得点

下位領域／領域	V得点と標準得点	相当年齢（年−月）	パーセンタイル順位	適応水準
受容	10	2-5		中度
表出	13	4-6		正常
読み書き	13	5-1		正常
コミュニケーション領域	**81**	—	10	**中度**
身辺自立	11	4-0		中度
家事	11	2-2		中度
地域生活	12	4-5		中度
日常生活スキル領域	**77**	—	6	**中度**
対人関係	11	2-10		中度
遊びと余暇	10	2-9		中度
コーピングスキル	10	2-3		中度
社会性領域	**74**	—	4	**中度**
粗大運動	12	4-5		中度
微細運動	12	4-9		中度
運動スキル領域	**81**	—	10	**中度**
不適応行動領域合計	**75**	—	5	**中度**

月と4歳5か月であり、自分で靴を履いたりファスナーを開け閉めすることを含めて洋服を着ることができ、お金や時計の機能を理解しているが、家庭用品を適切に使うことができず、また家の周りの道路や車に常に注意をはらうことはできなかった。

> **重要**
> ASDの子どもたちは、優れた認知能力をもっているにもかかわらず、その能力を実際の生活に適用することに難しさがある。

　社会性領域では、ウィリアムの得点はきわめて均一的であり、相当年齢は2～3歳に該当した。"遊びと余暇"の下位領域においては、同年齢の子どもと活動を開始することができ、一緒にごっこ遊びを行うことができたが、遊びを続けたり、ゲームの中で順番の交代やルールを守ることができなかった。彼の"コーピングスキル"の相当年齢は2歳3か月で、他者を紹介された時に適切に行動することができ、時には社交的会話をすることができるが、自宅でさえ場面を切り替えることや決まったことを変更するのが難しかった。ウィリアムの"対人関係"（相当年齢は2歳10か月）が中度の適応水準であることは、この領域において社会面での幅広い困難があり、より多くの支援が必要であることを強調している。彼には親友がおり、大人との簡単なやりとりは可能だが（例：「元気？」に答える）、他者の好き嫌いに気づいたり、他者に喜びや心配事を示したり、他者と興味を共有して話をすることはできない。

　ウィリアムの運動スキル領域は中度の適応水準である。彼は、走ることや、大きなボールを受けとめること、補助輪付きの自転車をこぐこと、他者が見てわかる文字や数字を書くこと、見本があれば図形を模写することができる。しかし、スキップをすることや、鉛筆を正しく握ること、簡単な形の塗り絵をすることはできない。全体的に、ウィリアムのヴァインランド得点のプロフィールは、多くの適応行動領域で遅れを示している。これらの結果は、彼の介入プログラムに適応行動を入れることの重要性を示している。

> **注 意**
> ASDの子どもたちの多くは、読み書きが得意であるため、コミュニケーション領域の総合得点は実際の能力より高く算出される。

> **重要**
> 適応スキルの具体例を挙げること、つまり、子どもがある項目ができる、あるいはできないという結果が療育プランを作る上で有用である。また、相当年齢は、標準値になじみのない人にとってわかりやすい。

言語コミュニケーションのアセスメント
実施された検査

基礎言語臨床評価尺度 第4版（The Clinical Evaluation of Language Fundamentals, Fourth edition: CELF-4）が、ウィリアムの受容および表出言語能力に関する情報を得るために実施された。この標準化された検査の下位尺度は、平均10、標準偏差3である。CELF-4の下位検査の標準得点が7～13に分布するということは大よそ平均的水準であることがわかる。CELF-4からは、言語行動、受容言語、表出言語、言語内容、言語記憶、ワーキングメモリーの合成得点が産出される。合成得点は、平均100、標準偏差が15である。したがって得点が85～115に分布することは正常域と判断することができる。ウィリアムのCELF-4は表8.8に示される。

結果

ウィリアムの合成得点は完全に標準的水準で、各合計標準得点では統計的に有意な差はなかった。**受容言語**は、聞きとりや聴覚理解力を測っている。**表出言語**は、話すスキルの全体的能力を測っている。**言語内容**は、語彙や概念やカテゴリーの発達、語彙の中の関連や関係の理解、口頭で指示された事実や推論の理解、意味論的および統語論的に正しい文章で話す能力を含む、意味論的な発達の様々な側面を測る。**言語構造**は、文章の構造を解釈および生産する理解と表出能力全体を測るものである。

全体に、ウィリアムのCELF-4の下位検査の得点は、受容と表出の統語（例：文法）や意味（例：語彙や言葉の意味）認識は標準以上であることを示している。しかし、標準または標準以上の領域と1つだけある境界域の領域（文章復唱）の

表 8.8 CELF-4 得点

下位検査／合成得点	標準得点	パーセンタイル順位
概念および指示理解	12	75
言語の構造	12	75
文章復唱	6	9
文章作成	12	75
言語の階層化―受容	8	25
言語の階層化―表出	7	16
言語の階層化―総合	7	16
文章の構造	9	37
表出語彙	13	84
中核言語	*102*	*55*
受容言語	98	45
表出言語	99	47
言語内容	104	61
言語構造	98	45

間には統計的に有意な差があった。

　ウィリアムの文章復唱が低得点であることは、視覚情報なしに聴覚情報だけが提示された時には聴覚理解力が低下することを意味する。これは注目に値する重要なポイントである。彼は、複雑な指示に絵を指さすことで答えることを求められた場合、平均以上の力を示した。反対に、だんだん長く複雑になる文章の復唱を、理解を助ける視覚情報なしで達成する課題では、ウィリアムの得点は有意に低くなった。この乖離は、視覚情報を補助的に与えられた場合、文脈のある聞き取りの課題をかなりよく理解できることを示唆している。例えば、教室で、書かれたチェックリストとともに言語指示が与えられることは、彼にとって非常に有用である。

> **重　要**
> 検査得点や子どもの発達プロフィールが、日常生活の能力にどのように影響するかを説明しなければならない。

語用論的言語能力

　ウィリアムは、言語と言語認知の標準化された検査では年齢相応の値を示したが、他者との効果的なやりとりや対人コミュニケーションの目的で言語を使うという能力にはばらつきがあった。コミュニケーションのアセスメントの中で、以下の基本的な語用論的スキルが観察された：彼は、握手を含む社会的挨拶を返す、対人的環境を使ったり反応したりする、自分の要求や必要なことを達成するために言葉を使う、具体的な質問に答える、情報を得るために質問をする、会話のやりとりという概念を理解している、わからないと繰り返し言ってもらうように要求する。にもかかわらず、ウィリアムは会話をする相手と意味を共有し、個人的関係を築くための道具として言葉をどのように使うかについて苦労していた。相手と視線を合わせることの少なさに加え、様々な場面で、検査者"と"話すというより、検査者"について"話しているようだった。彼の話し方は異常で、平板であり、大事な点を強調する目的でイントネーションを変えることはできなかった。彼が話す話題は、聞き手の知識に関する不正確な推察に基づいており、会話の相手が発信する非言語的サインに継続的に注目することができず、聞き手が求める話題の背景情報や、話の詳細や、明確さに効果的に反応することができなかった。彼は相手があまりに早く話題を変えると困惑することに気づかないまま、ある話題から別の話題に素早く移っていった。彼は、また相手からの働きかけに気づくのが難しかった。さらに、会話の相手のために言葉を整理したり明確にしようと、話すことを順序づけることも難しかった。話している間、細部に関する情報は少なすぎたり多すぎたりし、時々相手に何の警告もなくある話題から別の話題へ移り変わった。

診断アセスメント
実施された検査
　自閉症診断観察検査（ADOS）は、半構造化された遊びと面接からなり、社会性、コミュニケーション、情動反応をアセスメントする検査である。ウィリアムには、彼の社会性やコミュニケーションの様子を調べるためにADOSのモジュール3が実施された。ADOSは認知検査実施後に行われ、ウィリアムの父親も同席していたので、彼と親しい大人との自然なやりとりを観察できる機会となった。

対人コミュニケーションとやりとり
　相互的なやりとりのある活動では、ウィリアムは検査者と父親双方とのやりとりを楽しんだ。彼は自分の活動にコメントし、彼の活動と喜びを共有する意図を表情にあらわした。彼は評価者の興味や経験について質問することで、彼女に社会的パートナーとしての興味を示した。さらに、ウィリアムは大人からの社会的働きかけには、よく反応した。彼は評価者からの質問に答え、検査者は彼の遊びに加わり一緒に遊ぶことができた。
　ウィリアムは基本的で適切な対人的スキルはもっているが、それでも脆弱性をもっていた。例えば、多くのやりとりを自発的に開始するにもかかわらず、彼の会話はいくらか奇妙なものであった。彼は、変わった質問をし、何回も同じことを言い、何回も同じ質問をした。例えば、彼は何回も検査者に、彼の好きなものについて話せるかどうか質問するにもかかわらず、そのこと（美術クラス）について話をする機会があっても、この話題にあまり興味を示さなかった。全体的に、この風変わりなやり方で繰り返しコメントをすることは、相互的なやりとりへの興味と会話に動機づけられているようだったが、それをより自然に適切に行うスキルは十分ではなかった。ウィリアムはまた現在話題になっているテーマを終わらせたり、他のテーマに移ることを言わずに、話題になっていない他のテーマについて話したり、時には評価者からの働きかけを無視したり、その場限りの短い返事をすることもある（例：質問の内容を確認せず「ええ」という）。さらに、注目すべきことには、ウィリアムは課題の社会的文脈を間違って解釈することもあった（例：本、漫画、複雑な社会状況を描いた絵の課題で）。例えば、猫が魚を盗む場面が描かれている漫画で、ウィリアムは「猫が魚に抱き

> **お急ぎ参照 8.8**
>
> 対人コミュニケーション領域では、以下のことについて述べる必要がある。
> - 臨床家との相互的やりとり、頻度と質
> - 異常なものも含んだ言語行動の質
> - 会話のスキル
> - 語りのスキル
> - 非言語性コミュニケーション

ついている」と述べた。同様に、ウィリアムは登場人物の感情表現や感情的反応の解釈を間違えた。

　言語に関しては、彼は複雑な文を話し、様々な異なった目的、例えば、要求、拒否、コメントするために言葉を話した。ウィリアムはしばしば文法的間違いをおかし、時々「その男は、木をぶつけた」、ヨットの絵を見て「これはボートの上で航海する日です」のような普通でない言い回しをした。ウィリアムの会話のやりとりのスキルにはばらつきがあった。彼は会話のやりとりの概念は完全に理解しているが、それを柔軟に実行するのは難しかった。彼は自分の指定する話題での会話には熟達しているが、評価者が提案した話題について話すのは困難だった。自分の選んだ話題の時でさえ、彼は頻繁に話題を変え、相手が理解しているか、興味があるかを気にかけなかった。また、ウィリアムは"語ること"が難しい。今までの経験について語る時は、それの一つ一つの断片的な詳細を述べ、話の文脈や背景について述べることはできなかった。また、彼は自分の経験について詳しく述べるためには、大人からの多くの支援と手がかりが必要であった（例：それからどうなったの？　その次にあなたは何をしたの？）。

　非言語性コミュニケーションに関しては、ウィリアムの視線の動かし方は一貫性がなかった。彼の注意を意図的にひいた時は（評価者が名前を呼ぶなど）、彼は視線を合わせることができるが、対人的やりとりのために視線を合わせるこ

とはできなかった。また、ウィリアムのジェスチャーの使い方には限界があった。実際いくつかのジェスチャーは使うが、それは独特で大げさだった。

対人的気づきと感情への気づき
　ウィリアムは友だちについて聞かれると「たくさんいるよ」と答え、クラスの子どもの名前をアルファベット順に列挙した。評価者がその後、「親友は誰？」と聞くと2人の子どもの名前を挙げた。彼はその友だちと一緒に行う活動を挙げることができるが、その友だちについて話したり、あるいはその友だちが何に興味があるかを答えることができなかった。さらに、ウィリアムの対人関係の理解も幼いものだった。彼は友だちを「世話をして愛してあげる人」と言うことはできるが、友だちとクラスメイトの違いを話すことはできなかった。質問されると、学校で知り合った子どもはみんな友だちだと言った。彼の父親によれば、実は、ウィリアムは、学校のアルバムで覚えて、学校のすべての子どもの名前を知っているのである。
　ウィリアムの感情的経験への洞察は芽生えたばかりである。彼は自分を楽しくさせたり、怖がらせたり悲しませたりする状況の意味を定義したりそれを話すことはできるが、一般的な意味においても、これらの感情に対する心理的反応について語ることも、負の感情にどのように対処するかを述べることもできなかった。彼は同年齢児が彼をイライラさせたり悩ませたりすることを述べることはできるが、友だち関係の中での彼自身の役割や、彼の行動がどのように他者に影響を与えるかについてはわからなかった。

お急ぎ参照 8.9

対人的感情領域では、以下のことに言及する必要がある。
- 友情や他者との関係の明確化とその内容
- 対人関係の中での自分の役割の理解
- 自分の対人的、感情的経験の洞察や理解

遊びと想像力

　ミニチュアの人形を与えられると、ウィリアムは両親に見立てた人形が赤ん坊に見立てた人形の世話をするという想像遊びの物語を作ることはできた。物語は単純で、明らかに彼のオリジナルのものであった。彼は評価者が彼の遊びに加わることを喜び、評価者との相互的遊びを続けることができた。さらに、いくつかの物を使って物語を作ることを求められると、ウィリアムはそれぞれのキャラクターを別々の人物に見立てて、すばやく想像上の物語を作ることができた。彼の物語は、確かに彼の抽象化の能力を示しているが、その物語は単純で、いくらか反復的であった。

異常行動／興味

　ウィリアムは軽度の異常行動を示した。興奮した時、両手を打ち合わせ、ぴょんぴょん跳んだ。また、強迫的傾向が明確にあり何かの課題に取り組む時、一定のやり方で取り組んだ。例えば、本や漫画の内容について説明するよう言われると、評価者が最初の方のページやカードを説明しているにも関わらず、最初から始めることにこだわったり、絵の説明をしている時、途中でやめることができず、最後までやることをやや強く主張した。これらの行動は非常にわず

お急ぎ参照 8.10

学童期の遊びのスキルを評価する時は、以下の項目をアセスメントする必要がある。

- 遊びの構造を自分で発展させることができる能力
- おもちゃやフィギュアを行動主体として見立てられるか
- 遊びの中で創造性があるか、それとも自分の興味のあるトピックに執着するか
- 遊びの中で柔軟性があるか（例：新しいテーマが導入されることを容認するかどうか）
- 検査者とのやりとりの相互性や対人的つながりがあるか

かで、彼の機能や能力を妨害せず、彼はアセスメントで十分力を発揮できた。ウィリアムはそれ以外の異常行動や偏った興味を示すことはなかったが、彼の両親は、彼が家庭で、音楽、特にある子どものバンドの音楽に非常に興味を示していることを報告した。

まとめと解釈

ウィリアムは、総合的評価を受けるために来院した6歳9か月の男児である。(a) 現在の能力のアセスメント (b) 診断の明確化 (c) 現在の教育プログラムと療育計画の立案に役立つ行動観察を行うことを目的に、アセスメントが行われた。

心理学的アセスメントのまとめ

認知的アセスメントの結果からは、ウィリアムの全体的認知水準は、標準的であることがわかった。重要なことは、彼の学習に関連する認知プロフィールは、有意な水準で乖離がみられることである。つまり、彼の非言語的能力は言語能力より有意に優れていた。しかし、言語領域内だけでもウィリアムの能力には大きなばらつきがあった。彼は、最低限の言語反応を要求される課題において最も能力を発揮できる。しかし、彼は、より洗練された長い反応が要求される場合、特に、自分の反応を整理統合することや最も主要な情報を決定することに関しては明確な困難を示す。さらに、彼は特に社会的推論や判断を求められる課題では明らかな脆弱性を示し、また、情報処理速度は障害されている。

最後に、ウィリアムは受容的コミュニケーション、家庭内の日常生活スキル、遊びや対人的なやりとりの領域における適応スキルに関しては中度の遅れをもっている。この遅れは、ウィリアムの認知能力から予測される以上のもので、したがって彼はもっているスキルを、日常生活の文脈やルーチンに自立的に発揮することが非常に困難であるといえる。

ウィリアムの検査結果からは、実行機能、特に認知的切り替え、ワーキングメモリー、抑制の領域での困難さが存在することがわかる。さらに、ウィリアムは時々、活動や会話の話題を切り替えることが困難であることに示されるように、行動や思考において柔軟性がないことがある。また、運動活動の水準を調整することが困難なので、非常に活動的である。

コミュニケーションのアセスメントのまとめ

　コミュニケーションのアセスメントの結果からは、ウィリアムのコミュニケーション能力には乖離（かいり）がみられる。標準化された検査によると、彼の受容、表出の統語スキル（例：文法能力）や意味スキル（例：語彙／単語の意味理解能力）は標準か標準以上である。しかし、彼の聞きとり能力は、視覚情報がなく聴覚情報だけが提示された時に非常に落ちる。このように、視覚情報や具体物と結びつけて情報が提示された方が、彼は指示に従い、クラスの情報に反応することができるであろう。

　ウィリアムの語用言語能力あるいは言葉の対人的使用は、年齢と認知能力から推定される水準をかなり下回っている。会話の相手からの非言語的働きかけへの反応に示されるように、彼の視線の合わせ方は非常に弱い。彼は、話し言葉を単に、自分の要求や必要性を満たすためのみに使う（例：質問をする、選択をする、要求する、断る、疑問に思ったことを尋ねる）。しかし、他者と意味を共有したり、個人的な関係を築くための道具として、言葉を使うことはない。会話のやりとりを続けることはできるにもかかわらず、ウィリアムの発話の多くは短いものである。彼は、会話で相手からだされたコメントや話題から、話を展開したり、相手の考えや視点を理解し共有しようとはしない。

診断フォーミュレーション

　ウィリアムは今回、強い認知能力と言語能力を示した。しかし、対人コミュニケーションや相互的やりとりに関しては脆弱性がみられた。特に、彼は他者とコミュニケーションをとることには非常に意欲的であるが、会話を適切に維持する能力はもっていない。彼は自分自身と相手に対して直観的に考えることができず、社会的手がかりを誤解し、他者の視点を考慮できず、対人関係を理解するための洞察能力が限られていた。ウィリアムは、ひとまとまりの語りを一般化し共有するために、見たことを分析したりまとめたりすることが苦手で、聞き手と共有した意味や経験を発展させることに困難を抱えていた。したがって、現在、彼の語りは、適切な水準の詳細さや文脈を欠いた、断片的、具体的なもので、そして時には、重要点の不明確な細部から構成されている。

　ウィリアムの対人コミュニケーションや相互的やりとりにおける脆弱性およ

> **注 意**
> 学童期の子どもたちへの提案は、子どもの年齢、機能水準、包括的評価から引き出されたその子のニーズなどによって、大きく変わってくる。したがって、以下の提案の項目は、どのようなものがよく推奨されるかの概略を示すにとどまっている。

び、言語や遊びのスキルの遅れという発達歴、また異常な限局された興味があることから、彼の現在の症状は、自閉症の診断基準と合致する。ウィリアムの診断は、集中的な介入が必要であることを示し、そして、彼の認知と言語スキルの強みは、彼の教育プログラムの中で有効化され、より脆弱なスキルを積み上げるうえで、価値あるものとなる。この包括的評価の結果、以下のことを提案する。

教育的提案
学校場面
　ウィリアムには、構造化された十分な支援のもとで定型発達の児童と社会的模倣や交流を行うことができる教育環境が望まれる。

特別支援教育
　ウィリアムには特別支援教育の教師から、教科の内容に対する支援を受けることが勧められる（個別のニーズに基づいて、特定の科目の概要を説明してもよい）。

言語
　ウィリアムには、言語聴覚士から、会話能力、語りの能力を含む対人コミュニケーションスキルを伸ばすために、直接指導を受けることが勧められる。同年齢の児童がいる自然な環境での教育が必要である。

社会的スキル
　ウィリアムは、グループで社会的スキルの基本を学んだあと、このスキルを、

支援のもと定型発達児を含む自然な環境の中で練習する必要がある。このグループには、少なくとも1名の訓練された年齢の近い定型発達児が入っていることが必要である、そうすることで、その子どもによって自然なやりとりが促進される。

時間延長

ウィリアムの情報処理速度は彼のプロフィールの中での弱みであり、学校での課題、特に時間を決められた検査や課題の際には、遂行時間を延長することが勧められる。視覚的に時間が明確にわかるようなタイマーは、ウィリアムの時間概念の理解を促す具体的な補助具である。

適応スキルの教育

ウィリアムは広い領域で認知や言語のスキルをもつが、彼の能力を自立的に日常生活の文脈やルーチンに適用することに困難がある。この理由から、機能的スキルを養成し、適応を促す特別な教育が重要である。

注 意

臨床家は、どこで（例：特定の学校、クリニック、通常級）で教育をうけたらよいかについて述べることは、教育現場のアセスメントを"診断・評価"の一部として行うことなしには（例：臨床家が現在の教育現場と"診断・評価"の結果として提案する予定の教育現場を観察した上で、教育の場を提案するのに十分な情報を収集する）、避けなくてはならない。教育現場のアセスメントができない場合、以下のような教育環境についてのみ提案をすべきである。

- 定型発達の子どもとの接触が可能な統合クラス
- 定型発達の子どもたちが、より構造化されたクラスに導入されるという逆統合型の通常級
- 混乱を最小限にするために、基本的スキルや新しい、あるいは複雑なスキルを教える際に、小集団、あるいはマンツーマン指導

家庭と学校のコミュニケーション

　ウィリアムの両親と学校が、ウィリアムがもっているスキルや親が家庭でウィリアムの能力を促進できる方法について情報交換するために、連絡帳を活用することが推奨される。ウィリアムの進歩の確認と両親が家庭での彼のスキルを般化させる方法を理解するために、頻繁なミーティングを実施することが望ましい。

継続的アセスメント

　ウィリアムの両親には、ウィリアムの発達や介入の効果を確認するために継続的アセスメントを 2〜3 年おきに行うことが推奨される。例えば、発達の停滞や退行のような心配が生じてきたら、できるだけ早くアセスメントを受けることを勧める。

親や教師に推奨される社会資源

　推奨される社会資源は年齢、機能水準、子どものニーズによって異なる。社会資源の例は以下のとおりである。

お急ぎ参照 8.11

ヴァインランドⅡにおいて、子どもの能力水準の範囲内にある不合格項目で、しかも、それが自立のために欠かせないスキルである場合、育成すべきスキルとして推奨される適応スキルの指導の中にそのまま入れることができる。適応スキルに関する推奨を以下のようなヴァインランドの各領域に振り分けることは有用である。

- 適応的コミュニケーションスキル
- 適応的日常生活スキル
- 適応的社会的スキル
- 適応的運動スキル

- 地方行政の特別支援教育担当部門（例：早期療育課、教育委員会、社会サービス担当課）
- 自閉症の情報と支援に関する全国規模のホームページ
- 自閉症の情報と支援に関する地域レベルのホームページ
- 有用な支援ツールやソフトに関するホームページ
- 推奨できる特定の支援方法についての文献
- 推奨できるサービスを実施している地域の専門家／クリニック

参考文献（解説付き）

Autism Diagnostic Interview, Revised (ADI-R). Rutter, M., LeCouteur, A., & Lord, C. (2003). Torrance, CA: Western Psychological Services.
※ADI-R 日本語版：自閉症診断面接 改訂版 金子書房
　ADI-Rは、ASD特有の症状に関して、現在と今までの両方の症状を評価する包括的面接法である。ADI-R は保護者対象に実施され、DSM-IV における自閉症の診断基準に沿ったアルゴリズムがある。

Autism Diagnostic Observation Schedule (ADOS). Lord, C., Rutter, M., DiLavore, P., & Risi, S. (1999). Los Angeles, CA: Western Psychological Services.
（※）ADOS2 日本語版：自閉症診断観察検査 第２版 金子書房より刊行予定
訳注：日本では、ADOSに乳幼児モジュールが加えられた5モジュールからなるADOS2 が刊行される予定
　ADOSは、対象の対人コミュニケーション行動を直接評価する標準化された観察検査である。ADOSは対象の表出性言語水準によって分けられる４つのモジュールで構成され、ASD 診断・評価尺度のゴールドスタンダードとされている。

Autism spectrum disorders in infants and toddlers: Diagnosis, assessment, and treatment. Chawarska, K, Klin, A., & Volkmar, F.R. (2008). New York, NY: Guilford Press.
※ 乳幼児期の自閉症スペクトラム障害　診断・アセスメント・療育 クリエイツかもがわ 2010年
　この本は、乳児期および幼児期早期の自閉症スペクトラム障害の早期兆候に焦点を当てており、臨床家や研究者にとっての必携マニュアルである。この本には、この分野の最先端の臨床家かつ研究者の専門性に基づき、乳幼児のアセスメント、診断、療育に関する詳細な情報が書かれている。また、この本の中には、診断後の親への支援に関する章があり、十分な内容が書かれている。

Clinical Evaluation of Language Fundamentals, Fourth Edition (CELF-4). Semel, E., Wiig, E.H., & Secord, W.A. (2003). San Antonio, TX: Pearson.
言語基礎に関する臨床評価 第4版

Clinical Evaluation of Language Fundamentals — Preschool, Second Edition (CELF-Preschool-2). Semel, E., Wiig, E.H., & Secord, W.A. (2004). San Antonio, TX: Pearson. 就学前の言語基礎に関する臨床評価 第２版
　CELS-4 は、統語論と意味論に関する受容性言語および表出性言語の全体像を評価する包括的な言語検査である。CELF-4とCELF-Preshool-2は、子どもの言語理解能力（例：単語、単語のグループ、単語の問題、二語文、文章、会話などを理解する能力）と言語使用能力（例：単語、二語文、文章、文法）に関する情報の量および種類を特に評価する。

Comprehensive Assessment of Spoken Language (CASL). Carrow-Woolfolk, E. (1999). Circle Pines, MN: American Guidance Services. 包括的話し言葉評価尺度

　CASLは、超言語的スキルを評価する下位検査を含んだ包括的な言語検査である。CASLは、直接的ではない質問、比喩表現、皮肉などの字義通りではない発話を理解する能力、会話の文脈からよく知らない単語の意味を推論する能力、会話を開始する能力、話者の順番交替の規則の重要性を述べる能力を評価する検査である。

Communication and Symbolic Behavior Scales Developmental Profile — Preliminary Normed Edition (CSBS). Wetherby, A., & Prizant, B. (2001). Baltimore, MD: Paul H. Brookes. コミュニケーション・象徴行動検査 - 発達プロフィール

　CSBS-DPは、6〜24か月の乳幼児を対象とし、遊び中心に課題を実施して、コミュニケーションの機能を評価する検査である。ジェスチャー、発声、単語、ものの使用などに関する能力を評価するために、おもちゃと対人的やりとりを用いて、意思伝達目的の意図を示す頻度、手段、程度を測定する。

Communication and Symbolic Behavior Scales Developmental Profile, Infant Toddler Checklist. Wetherby, A., & Prizant, B. (2002). Baltimore, MD: Paul H. Brookes. コミュニケーション・象徴行動検査 - 発達プロフィール：乳幼児チェックリスト

　CSBS-DP乳幼児チェックリストは、6〜24か月の乳幼児を対象とし、全般的な発達の遅れのリスクを発見するための幅広いスクリーニングツールである。この検査は、実施するのに効率的な親記入式の検査であり、ASDのリスクがある子どもの発達的およびコミュニケーションの遅れを発見するのに極めて有益である。

Differential Ability Scales, Second Edition: Introductory and technical handbook. Elliott, C.D. (2007). San Antonio, TX: Harcourt. 弁別能力検査 第2版用

　DAS-IIは、言語的、非言語的推論、および視空間把握の領域について標準得点を求め、認知能力を幅広く評価する検査である。この検査は、言語能力が障害されているASDの子どもに適用されることがしばしばあり、その理由は以下のとおりである。
⑴ 下位検査では、検査者が見本を示し正答を教えるための項目がある
⑵ 年長で障害の重い子どもに対して、より簡単な課題を実施でき、標準得点を求めることができるように、8歳までの幼児期バッテリーに年齢を超えて適用される基準値がある
⑶ 検査者が子どもの能力に基づいて下位検査を終了する適切なポイントを決めることができるように、中止条件がある

Handbook of autism and pervasive developmental disorders, Third Edition, Volumes 1 & 2. Volkmar, F.R., Paul, R., Klin, A., & Cohen, D. (2005). Haboken, NJ: Wiley.

　この本は、この分野で世界的に有名な臨床家や研究者たちによって書かれた、自閉症スペクトラム障害に関する最も包括的な教科書の1つである。第1巻は、診断、発達、神経生物学、行動について書かれており、第2巻は、アセスメント、治療、政策について書かれている。

The MacArthur Communicative Development Inventories: User's guide and technical manual (CDI). Fenson, L., Dale, P.S., Reznick, J.S., Thai, D., Bates, E., Hartung, J.P., Pethick, S., & Reilly, J.S. (1993). San Diego, CA: Singular Publishing Group. コミュニケーション発達検査
　CDI は、8〜37 か月の乳幼児を対象とし、表出語彙、理解語彙、ジェスチャー、初期の単語連鎖を評価する親記入式の検査である。

The Modified Checklist for Autism in Toddlers (M-CHAT): An initial study investigating the early detection of autism and pervasive developmental disorders. Robins, D.L., Fein, D., Barton, M.L., & Green, J.A. (2001). Journal of Autism and Developmental Disorders, 31(2), 131-144.
※日本語版 M-CHAT
　M-CHAT は、16〜30 か月の乳幼児に対して、ASD のリスクを発見するための 23 項目の親記入式質問紙である。M-CHAT で決められたカットオフを超えた対象には、ASD の偽陽性を減らす目的で、保護者に対して電話によるフォローアップ面接を行う。M-CHAT は、自閉症のスクリーニングツールとして世界中で使用され、十分に研究されている。M-CHAT とフォローアップ面接は、以下の URL から無料でダウンロードできる。
www2.gsu.edu/~psydlr/DianaLRobins/Official_M-CHAT_Website.html
訳注：各国語版があり、日本語版 M-CHAT も含まれている

Mullen Scales of Early Learning. Circle Pines, Mullen, E. (1995). MN: American Guidance Service. マレン早期学習検査
　Mullen は、5つの下位領域から成り、年齢に対応した T 得点が求められる発達検査である。下位領域は、粗大運動、微細運動、視覚認知、受容性言語、表出性言語の5つである。誕生から5歳までの乳幼児について標準化されている。

Social Communication Questionaire (SCQ). Rutter, M., Bailey, A., & Lord, C. (2003). Torrance, CA: Western Psychological Services.
※ SCQ 日本語版：対人コミュニケーション質問紙　金子書房
　SCQ は、4歳以上（成人も含む）を対象とし、コミュニケーションスキルと対人的機能を評価する質問紙である。SCQ は、"誕生から今まで" と "現在" のバージョンがある。それぞれ 40 項目からなり、はい・いいえの2件法で親あるいは主たる養育者が記入する。

Social Responsiveness Scale (SRS). Constantino, J.N., & Gruber, C.P. (2005). Torrance, CA: Western Psychological Services.
※日本語版 SRS: 対人応答性尺度　WPS
　SRS は、子どもの他者との対人的やりとりについて評価する質問紙である。65 項目から成り、行動の頻度に基づき、0（当てはまらない）から3（ほとんどいつも当てはまる）までの4件法で評定する。SRS は、子どもの仲間や大人との対人的やりとりを日常的に観察している保護者またはその他の大人が回答する。

Vineland Adaptive Behavior Scales, Second Edition. Sparrow, S.S., Cicchetti, D.V., & Balla, D.A. (2005). San Antonio, TX: Pearson.
（※）日本語版 Vineland(ヴァインランド) 適応行動尺度　日本文化科学社より刊行予定

　ヴァインランド-IIは、保護者対象に実施される、誕生から成人までの適応行動を評価する標準化された検査である、コミュニケーション、日常生活スキル、対人スキル、運動スキル（6歳未満）の領域についての適応行動を評価する。

Wechsler Intelligence Scale for Children, Fourth Edition (WISC-IV): Technical and Interpretive Manual. Wechsler, D. (2003). San Antonio, TX: Pearson.
※日本語版 WISC-IV 知能検査　日本文化科学社

Wechsler Adult Intelligence Scale, Fourth Edition (WAIS-IV): Technical Manual. Wechsler, D. (2008). San Antonio, TX: Pearson.
※日本語版 WAIS-III 知能検査　日本文化科学社　訳注：日本では WAIS-IV はまだ刊行されていない

　Wechsler式検査は、最もよく研究され世界中で使用されている知的機能を評価する検査である。この検査は、言語理解、知覚推理、処理速度、作業記憶の領域における認知能力といった幅広い知的機能を評価する。

評価ツール索引

※ 日本語版あり　（※）日本語版刊行予定あり

【英語正式名称】

※Aberrant Behavior Checklist（ABC: 異常行動チェックリスト）　　　　　　77, 86
Adaptive Behavior Assessment System, Second Edition（ABAS-II: 適応行動評価尺度）82, 83, 86, 90
Autism Behavior Checklist（ABC: 自閉症行動チェックリスト）　　　　　　106, 113
※Autism Diagnostic Interview, Revised（ADI-R: 自閉症診断面接 改訂版）
　　　　　　　　　　　　　　　　　　　　　　14, 102, 103, 110, 113, 132, 134, 209
（※）Autism Diagnostic Observation Scale（ADOS: 自閉症診断観察検査）132-135, 176, 177, 199, 209
Autism Observation Scale for Infants（AOSI: 乳幼児用自閉症観察尺度）　　134, 135
（※）Bayley Scales of Infant and Toddler Development, Third Edition
　　（Bayley-III：ベイリー乳幼児発達検査 第3版）　　　　　　　　　　　32, 33, 65
Beck Anxiety Inventory（BAI: ベック不安尺度）　　　　　　　　　　77, 152, 159, 164
※Beck Depression Inventory, Second Edition（BDI-II：ベック抑うつ質問票 第2版）　155, 159, 164
Beery-Buktenika Tests of Visual-Motor Integration
　　（VMI: ビアリー=バクテニカ視覚-運動統合テスト）　　　　　　　　　　43-45
Behavior Assessment Scale for Children, Second Edition
　　（BASC-2: 子どもの行動アセスメント尺度 第2版）　　　　　　　　77, 152, 164
Behavior Rating Inventory of Executive Functioning
　　（BRIEF: 実行機能行動評価検査）　　　　　　　　　　　　44, 45, 51, 52, 191, 192
Brown Attention-Deficit Disorder Scales（ブラウン注意欠如障害尺度）　　　　　77
California Verbal Learning Test（CVLT: カリフォルニア言語学習検査）　　　　44, 46
Checklist for Autism in Toddlers（CHAT: 乳幼児自閉症チェックリスト）　　　　104
※Child Behavior Checklist（CBCL: 子どもの行動チェックリスト）　　　77, 86, 152, 164
（※）Childhood Autism Rating Scale, Second Edition（CARS-2: 小児自閉症評定尺度 第2版）
　　　　　　　　　　　　　　　　　　　　　　　　　　　　　　　105, 106, 110, 113
Children's Depression Inventory, Second Edition（CDI-2: 小児抑うつ尺度 第2版）77, 155, 159, 164
Children's Yale-Brown Obsessive Compulsive Scale for Pervasive Developmental Disorders
　　（CYBOCS-PDD: イェール=ブラウン子ども強迫性障害尺度 広汎性発達障害児用）　77, 152
Clinical Evaluation of Language Fundamentals, Fourth Edition
　　（CELF-4: 言語基礎に関する臨床評価 第4版）　　　　56, 65, 67, 69, 70, 73, 196, 197, 209
Clinical Evaluation of Language Fundamentals, Preschool, Second Edition
　　（CELF-Preschool-2: 就学前の言語基礎に関する臨床評価 第2版）　　　65, 66, 209
Communication and Symbolic Behavior Scales, Developmental Profile
　　（CSBS: コミュニケーション・象徴行動検査（-発達プロフィール））　65, 66, 70, 73, 175, 176, 210
Communication and Symbolic Behavior Scales, Developmental Profile: Infant-Toddler
　　Checklist（コミュニケーション・象徴行動検査：乳幼児チェックリスト）　104, 105, 110, 210
Communication Development Inventory（CDI: コミュニケーション発達検査）　65, 70, 211
Comprehensive Assessment of Spoken Language
　　（CASL: 包括的話し言葉評価尺度）　　　　　　　　　　　　　　65, 68, 70, 73, 210
※Conners, Third Edition（Conners3 日本語版）　　　　　　　　　　　　　　77, 86
Conners' Continuous Performance Test, Second Edition（CPT-II: コナーズ持続遂行検査 第2版）　44

Delis-Kaplan Executive Functioning System（D-KEFS: デリス=カプラン実行機能検査）	44, 45
Developmental Neuropsychological Assessment, A（NEPSY: 発達神経心理学的評価）	63
Developmental Neuropsychological Assessment, A, Second Edition 　　（NEPSY-II: 発達神経心理学的評価 第2版）	43-45, 63
Diagnostic Evaluation of Language Variation（DELV: 言語の診断・評価）	63, 65
Differential Ability Scales, First Edition（弁別能力検査 初版）	42
Differential Ability Scales, Second Edition（DAS-II: 弁別能力検査 第2版）	36-38, 48, 51, 210
Differential Ability Scales, Second Edition, Early Years 　　（DAS-II Early Years: 弁別能力検査 第2版 早期用）	33
Early Reading Diagnostic Assessment, Second Edition（ERDA: 早期読み診断アセスメント 第2版）	148
Expressive Vocabulary Test（EVT: 表出語彙検査）	68, 73
Gilliam Asperger Disorder Scale（GADS: ギリアム アスペルガー障害尺度）	106, 110
Gilliam Autism Rating Scale, Second Edition 　　（GARS-2: ギリアム自閉症尺度 第2版）	105, 110, 113
Gray Oral Reading Test, Fourth Edition（GORT-4: グレイ音読検査 第4版）	148
Halstead-Reitan（Halstead-Reitan 神経心理学バッテリー）	43
Kaufman Adolescent and Adult Intelligence Test（KAIT: カウフマン青年・成人用知能検査）	36, 37
※Kaufman Assessment Battery for Children, Second Edition（KABC-II: 日本版 KABC-II）	36, 37
Kaufman Test of Educational Achievement, Second Edition（KTEA-II） 　　（カウフマン教育達成度検査 第2版）	148
Leiter International Performance Scale, Revised（Leiter-R: ライター国際動作性検査）	37, 42, 51, 52
Luria-Nebraska（LNNB: 神経心理学バッテリー）	43
※Modified Checklist for Autism in Toddlers（M-CHAT: 日本語版 M-CHAT）	104, 105, 110, 113, 211
Mullen Scales of Early Learning（マレン早期学習検査）	33, 51, 52, 65, 170, 171, 211
Peabody Picture Vocabulary Test（PPVT-4: ピーボディ絵画語彙検査）	66, 73
Preschool Language Scale, Fifth Edition（PLS-5: 就学前言語尺度 第5版）	65
Rey-Osterreith Complex Figure Test（ROCFT: レイ=オスターリート複雑図形検査）	44, 46
Reynell Developmental Language Scales（RDLS: レイネル発達的言語検査）	65
Scales of Independent Behavior, Revised（SIB-R: 自立行動尺度 改訂版）	82, 86, 90
Screening Tool for Autism in Two-Year-Olds（STAT: 2歳児自閉症スクリーニング）	104
Sensory Profile（感覚プロフィール）	106, 111
※Social Communication Questionnaire（SCQ: 対人コミュニケーション質問紙）	105, 110, 211
Social Responsiveness Scale（SRS: 対人応答性尺度）	105, 110, 211
Stanford-Binet Intelligence Scales, Fifth Edition（SB5: →田中ビネー知能検査 V）	36, 37
Stanford-Binet Intelligence Scales for Early Childhood 　　（Early SB5: スタンフォード・ビネー幼児知能検査）	33
Test of Language Competence（TLC: 言語能力検査）	65
Test of Language Competence - Expanded Edition（TLC-E: 言語能力検査 拡大版）	69, 73
Test of Narrative Language（TNL: ナラティブ言語検査）	65, 68, 73
Test of Nonverbal Intelligence, Fourth Edition（TONI-4: 非言語知能検査 第4版）	37, 42
Universal Nonverbal Intelligence Test（UNIT: 総非言語知能検査）	37, 42
（※）Vineland Adaptive Behavior Scale（Vineland: ヴァインランド適応行動尺度）	83, 85, 86
（※）Vineland Adaptive Behavior Scale, Second Edition（Vineland II: 　　ヴァインランド適応行動尺度 第2版）	81, 82, 85, 86, 90, 170, 173, 193, 212
※Wechsler Adult Intelligence Scale, Fourth Edition 　　（WAIS-IV: ウェクスラー成人用知能検査 第4版）	35, 37, 212

※Wechsler Independent Achievement Test, Third Edition
　　（WIAT-III：ウェクスラー自立達成検査 第3版） 148
※Wechsler Intelligence Scale for Children, Fourth Edition（WISC-IV：
　　ウェクスラー児童用知能検査 第4版） 35, 37, 41, 43, 45, 48, 51, 187-190, 193, 212
※Wechsler Intelligence Scales for Children, Fourth Edition, Integrated
　　（WISC-IV, Integrated：ウェクスラー児童用知能検査 第4版 包括版） 43, 44
※Wechsler Memory Scales（WMS：ウェクスラー記憶検査） 44
※Wechsler Preschool and Primary Scales of Intelligence, Third Edition
　　（WPPSI-III：ウィプシー知能検査 第3版） 33-35
Wide Range Achievement Test, Fourth Edition（広範囲達成度検査 第2版） 148
Wisconsin Card Sorting Test（ウィスコンシンカード分類検査） 44, 45, 52
Woodcock-Johnson Tests of Cognitive Abilities, Third Edition
　　（WJ-III：ウッドコック=ジョンソン認知能力検査 第3版） 36, 37
Yale Brown Obsessive Compulsive Scale
　　（Y-BOCS：イェール=ブラウン強迫観念・強迫行為尺度） 152, 153

【略称】

ABAS-II（Adaptive Behavior Assessment System, Second Edition：適応行動評価尺度） 82, 83, 86, 90
ABC（Aberrant Behavior Checklist：異常行動チェックリスト） 77, 86
ABC（Autism Behavior Checklist：自閉症行動チェックリスト） 77, 86
※ADI-R（Autism Diagnostic Interview, Revised：自閉症診断面接 改訂版）
　　　 14, 103, 110, 113, 132, 134, 209
（※）ADOS（Autism Diagnostic Observation Scale：自閉症診断観察検査） 132-135, 176, 177, 199, 209
AOSI（Autism Observation Scale for Infants：乳幼児用自閉症観察尺度） 134, 135
BAI（Beck Anxiety Inventory：ベック不安尺度） 77, 152, 159, 164
BASC-2（Behavior Assessment Scale for Children, Second Edition：
　　子どもの行動アセスメント尺度 第2版） 77, 152, 164
（※）Bayley-III（Bayley Scales of Infant and Toddler Development, Third Edition：
　　ベイリー乳幼児発達検査 第3版） 32, 33, 65
※BDI-II（Beck Depression Inventory, Second Edition：ベック抑うつ質問票 第2版） 155, 159, 164
BRIEF（Behavior Rating Inventory of Executive Functioning：
　　実行機能行動評価検査） 44, 45, 51, 52, 191, 192
（※）CARS-2（Childhood Autism Rating Scale, Second Edition：小児自閉症評定尺度 第2版）
　　　 105, 106, 110, 113
CASL（Comprehensive Assessment of Spoken Language：
　　包括的話し言葉評価尺度） 65, 68, 70, 73, 210
※CBCL（Child Behavior Checklist：子どもの行動チェックリスト） 77, 86, 152, 164
CDI（Communication Development Inventory：コミュニケーション発達検査） 65, 70, 211
CDI-2（Children's Depression Inventory, Second Edition：小児抑うつ尺度 第2版） 77, 155, 159, 164
CELF-4（Clinical Evaluation of Language Fundamentals, Fourth Edition：
　　言語基礎に関する臨床評価 第4版） 56, 65, 67, 69, 70, 73, 196, 197, 209
CELF Preschool-2（Clinical Evaluation of Language Fundamentals, Preschool,
　　Second Edition：就学前の言語基礎に関する臨床評価 第2版） 65, 66, 209
CHAT（Checklist for Autism in Toddlers：乳幼児自閉症チェックリスト） 104
※Conners3 日本語版（Conners, Third Edition） 77, 86
CPT-II（Conners' Continuous Performance Test, Second Edition：コナーズ持続遂行検査 第2版） 44

CSBS-DP（Communication and Symbolic Behavior Scales（, Developmental Profile）：
　　コミュニケーション・象徴行動検査(-発達プロフィール)）65, 66, 70, 73, 104-105, 110, 175, 176, 210
CVLT（California Verbal Learning Test: カリフォルニア言語学習検査） 44, 46
CYBOCS-PDD（Children's Yale-Brown Obsessive Compulsive Scale for Pervasive Developmental
　　Disorders: イェール=ブラウン子ども強迫性障害尺度　広汎性発達障害児用） 77, 152
D-KEFS（Delis-Kaplan Executive Functioning System: デリス=カプラン実行機能検査） 44, 45
DAS-Ⅱ（Differential Ability Scales, Second Edition: 弁別能力検査 第2版） 36-38, 48, 51, 210
DAS-Ⅱ Early Years（Differential Ability Scales, Second Edition, Early Years:
　　弁別能力検査 第2版 早期用） 33
DELV（Diagnostic Evaluation of Language Variation: 言語の診断・評価） 63, 65
ERDA（Early Reading Diagnostic Assessment, Second Edition: 早期読み診断アセスメント 第2版）148
Early SB5（Stanford-Binet Intelligence Scales for Early Childhood:
　　スタンフォード・ビネー幼児知能検査） 33
EVT（Expressive Vocabulary Test: 表出語彙検査） 68, 73
GADS（Gilliam Asperger Disorder Scale: ギリアム アスペルガー障害尺度） 106, 110
GARS-2（Gilliam Autism Rating Scale, Second Edition: ギリアム自閉症尺度 第2版） 105, 110, 113
GORT-4（Gray Oral Reading Test, Fourth Edition: グレイ音読検査 第4版） 148
Halstead-Reitan（Halstead-Reitan 神経心理学バッテリー） 44
※KABC-Ⅱ（Kaufman Assessment Battery for Children, Second Edition: 日本版 KABC-Ⅱ） 36, 37
KAIT（Kaufman Adolescent and Adult Intelligence Test: カウフマン青年・成人用知能検査） 36, 37
KTEA-Ⅱ（Kaufman Test of Educational Achievement, Second Edition）
　　（カウフマン教育達成度検査 第2版） 147, 148
Leiter-R（Leiter International Performance Scale, Revised: ライター国際動作性検査） 37, 42, 51, 52
LNNB（Luria-Nebraska: 神経心理学バッテリー） 43
※M-CHAT（Modified Checklist for Autism in Toddlers: 日本語版 M-CHAT）104-105, 110, 113, 211
NEPSY（A Developmental Neuropsychological Assessment: 発達神経心理学的評価） 63
NEPSY-Ⅱ（A Developmental Neuropsychological Assessment, Second Edition:
　　発達神経心理学的評価 第2版） 43-45, 63
PLS-5（Preschool Language Scale, Fifth Edition: 就学前言語尺度 第5版） 65
PPVT-4（Peabody Picture Vocabulary Test: ピーボディ絵画語彙検査） 66, 73
RDLS（Reynell Developmental Language Scales: レイネル発達の言語検査） 65
ROCFT（Rey-Osterreith Complex Figure Test: レイ=オスターリート複雑図形検査） 44, 46
※SB5（Stanford-Binet Intelligence Scales, Fifth Edition: →田中ビネー知能検査Ⅴ） 36, 37
※SCQ（Social Communication Questionnaire: 対人コミュニケーション質問紙） 105, 110, 211
SIB-R（Scales of Independent Behavior, Revised: 自立行動尺度 改訂版） 82, 86, 90
SRS（Social Responsiveness Scale: 対人応答性尺度） 105, 110, 211
STAT（Screening Tool for Autism in Two-Year-Olds: 2歳児自閉症スクリーニング） 104
TLC（Test of Language Competence: 言語能力検査） 65
TLC-E（Test of Language Competence - Expanded Edition: 言語能力検査 拡大版） 69, 73
TNL（Test of Narrative Language: ナラティブ言語検査） 65, 68, 73
TONI-4（Test of Nonverbal Intelligence, Fourth Edition: 非言語知能検査 第4版） 37, 42
UNIT（Universal Nonverbal Intelligence Test: 総非言語知能検査） 37, 42
Vineland（Vineland Adaptive Behavior Scale: ヴァインランド適応行動尺度） 83, 85, 86
　（※）VinelandⅡ（Vineland Adaptive Behavior Scale, Second Edition:
　　ヴァインランド適応行動尺度 第2版） 81, 82, 85, 86, 90, 170, 173, 193, 212

VMI（Beery-Buktenika Tests of Visual-Motor Integration:
　　　ビアリー＝バクテニカ視覚‐運動統合テスト） 43-45
※WAIS-IV（Wechsler Adult Intelligence Scale, Fourth Edition:
　　　ウェクスラー成人用知能検査 第4版） 35, 37, 212
※WIAT-III（Wechsler Independent Achievement Test, Third Edition:
　　　ウェクスラー自立達成検査 第3版） 148
※WISC-IV（Wechsler Intelligence Scale for Children, Fourth Edition:
　　　ウェクスラー児童用知能検査 第4版） 35, 37, 41, 43, 45, 48, 51, 187-190, 193, 212
※WISC-IV, Integrated（Wechsler Intelligence Scales for Children,
　　　Fourth Edition, Integrated: ウェクスラー児童用知能検査 第4版 包括版） 43, 44
WJ-III（Woodcock-Johnson Tests of Cognitive Abilities, Third Edition:
　　　ウッドコック＝ジョンソン認知能力検査 第3版） 36, 37
※WMS（Wechsler Memory Scales: ウェクスラー記憶検査） 44
※WPPSI-III（Wechsler Preschool and Primary Scales of Intelligence, Third Edition:
　　　ウィプシー知能検査 第3版） 33-35
Y-BOCS（Yale Brown Obsessive Compulsive Scale:
　　　イェール＝ブラウン強迫観念・強迫行為尺度） 152, 153

【日本語名称】

イェール＝ブラウン強迫観念・強迫行為尺度
　　　（Yale Brown Obsessive Compulsive Scale: Y-BOCS） 152, 153
イェール＝ブラウン子ども強迫性障害尺度 広汎性発達障害児用（Children's Yale-Brown Obsessive
　　　Compulsive Scale for Pervasive Developmental Disorders: CYBOCS-PDD） 77, 152
※ 異常行動チェックリスト（Aberrant Behavior Checklist: ABC） 77, 86
ヴァインランド適応行動尺度（Vineland Adaptive Behavior Scale: Vineland） 83, 85, 86
ヴァインランド適応行動尺度 第2版（Vineland Adaptive Behavior Scale,
　　　Second Edition: Vineland II） 81, 82, 85, 86, 90, 170, 173, 193, 212
ウィスコンシンカード分類検査（Wisconsin Card Sorting Test） 44, 45, 52
ウィプシー知能検査 第3版
　　　（Wechsler Preschool and Primary Scales of Intelligence, Third Edition: WPPSI-III） 33-35
ウェクスラー記憶検査（Wechsler Memory Scales: WMS） 44
ウェクスラー児童用知能検査 第4版（Wechsler Intelligence Scale for Children,
　　　Fourth Edition: WISC-IV） 35, 37, 41, 43, 45, 48, 51, 187-190, 193, 212
ウェクスラー児童用知能検査 第4版 包括版（Wechsler Intelligence Scales for Children,
　　　Fourth Edition, Integrated: WISC-IV, Integrated） 43, 44
ウェクスラー自立達成検査 第3版
　　　（Wechsler Independent Achievement Test, Third Edition: WIAT-III） 148
ウェクスラー成人用知能検査 第4版
　　　（Wechsler Adult Intelligence Scale, Fourth Edition: WAIS-IV） 35, 37, 212
ウッドコック＝ジョンソン認知能力検査 第3版
　　　（Woodcock-Johnson Tests of Cognitive Abilities, Third Edition: WJ-III） 36, 37
カウフマン教育達成度検査 第2版（Kaufman Test of Educational Achievement, Second
　　　Edition: KTEA-II） 147, 148
カウフマン青年・成人用知能検査（Kaufman Adolescent and Adult Intelligence Test: KAIT） 36, 37
カリフォルニア言語学習検査（California Verbal Learning Test: CVLT） 44, 46

感覚プロフィール（Sensory Profile）　　　　　　　　　　　　　　　　　106, 111
ギリアム アスペルガー障害尺度（Gilliam Asperger Disorder Scale: GADS）　　　106, 110
ギリアム自閉症尺度 第2版（Gilliam Autism Rating Scale, Second Edition: GARS-2）　　105, 110, 113
グレイ音読検査 第4版（Gray Oral Reading Test, Fourth Edition: GORT-4）　　　　148
言語基礎に関する臨床評価 第4版（Clinical Evaluation of Language
　　Fundamentals, Fourth Edition: CELF-4）　　　　56, 65, 67, 69, 70, 73, 196, 197, 209
言語能力検査（Test of Language Competence: TLC）　　　　　　　　　　　65
言語能力検査 拡大版（Test of Language Competence - Expanded Edition: TLC-E）　69, 73
言語の診断・評価（Diagnostic Evaluation of Language Variation: DELV）　　　　63, 65
広範囲達成度検査 第2版（Wide Range Achievement Test, Fourth Edition）　　　　148
子どもの行動アセスメント尺度 第2版（Behavior Assessment Scale for Children,
　　Second Edition: BASC-2）　　　　　　　　　　　　　　　　　　77, 152, 164
※ 子どもの行動チェックリスト（Child Behavior Checklist: CBCL）　　　77, 86, 152, 164
コナーズ持続遂行検査 第2版（Conners' Continuous Performance Test, Second Edition: CPT-II）　44
コミュニケーション・象徴行動検査（–発達プロフィール）(Communication and Symbolic
　　Behavior Scales（Developmental Profile）: CSBS)　　65, 66, 70, 73, 175, 176, 210
コミュニケーション・象徴行動検査：乳幼児チェックリスト（Communication and Symbolic
　　Behavior Scales, Developmental Profile: Infant-Toddler Checklist）　　　104,105, 110, 210
コミュニケーション発達検査（Communication Development Inventory: CDI）　　65, 70, 211
実行機能行動評価検査（Behavior Rating Inventory of Executive Functioning: BRIEF）
　　　　　　　　　　　　　　　　　　　　　　　　　　　44, 45, 51, 52, 191, 192
自閉症行動チェックリスト（Autism Behavior Checklist）　　　　　　　　　106, 113
自閉症診断観察検査（Autism Diagnostic Observation Scale: ADOS）　　132-134, 176, 177, 199, 209
※ 自閉症診断面接 改訂版（Autism Diagnostic Interview, Revised: ADI-R）　　　14, 103, 110,
　　　　　　　　　　　　　　　　　　　　　　　　　　　　　　　　113, 132, 134, 209
就学前言語尺度 第5版（Preschool Language Scale, Fifth Edition: PLS-5）　　　　65
就学前の言語基礎に関する臨床評価 第2版（Clinical Evaluation of Language Fundamentals,
　　Preschool, Second Edition: CELF-Preschool-2）　　　　　　　　　　　65, 66, 209
(※) 小児自閉症評定尺度 第2版（Childhood Autism Rating Scale, Second Edition : CARS-2）
　　　　　　　　　　　　　　　　　　　　　　　　　　　　　　　105, 106, 110, 113
小児抑うつ尺度 第2版（Children's Depression Inventory, Second Edition: CDI-2）　77, 156, 159, 164
自立行動尺度 改訂版（Scales of Independent Behavior, Revised: SIB-R）　　　　82, 86, 90
神経心理学バッテリー（Luria-Nebraska: LNNB）　　　　　　　　　　　　　43
スタンフォード・ビネー幼児知能検査（Stanford-Binet Intelligence Scales for
　　Early Childhood: Early SB5）　　　　　　　　　　　　　　　　　　　33
早期読み診断アセスメント 第2版（Early Reading Diagnostic Assessment, Second Edition:
　　ERDA）　　　　　　　　　　　　　　　　　　　　　　　　　　　148
総非言語知能検査（Universal Nonverbal Intelligence Test: UNIT）　　　　　　37, 42
対人応答性尺度（Social Responsiveness Scale: SRS）　　　　　　　　　　105, 110, 211
※ 対人コミュニケーション質問紙（Social Communication Questionnaire: SCQ）　　105, 110, 211
※ 田中ビネー知能検査（← Stanford-Binet Intelligence Scales, Fifth Edition: VSB5）　　36, 37
適応行動評価尺度（Adaptive Behavior Assessment System, Second Edition: ABAS-II）　82, 83, 86, 90
デリス=カプラン実行機能検査（Delis-Kaplan Executive Functioning System: D-KEFS）　　44, 45
ナラティブ言語検査（Test of Narrative Language: TNL）　　　　　　　　　65, 68, 73
2歳児自閉症スクリーニング（Screening Tool for Autism in Two-Year-Olds: STAT）　　104
※ 日本版 KABC-II（Kaufman Assessment Battery for Children, Second Edition: KABC-II）　36, 37

※ 日本語版 M-CHAT（Modified Checklist for Autism in Toddlers: M-CHAT）	104, 105, 110, 113, 211
乳幼児自閉症チェックリスト（Checklist for Autism in Toddlers: CHAT）	104
乳幼児用自閉症観察尺度（Autism Observation Scale for Infants: AOSI）	134, 135
発達神経心理学的評価（A Developmental Neuropsychological Assessment: NEPSY）	63
発達神経心理学的評価 第2版（A Developmental Neuropsychological Assessment, Second Edition: NEPSY-II）	43-45, 63
ビアリー=バクテニカ視覚-運動統合テスト（Beery-Buktenika Tests of Visual-Motor Integration: VMI）	43-45
ピーボディ絵画語彙検査（Peabody Picture Vocabulary Test: PPVT-4）	66, 73
非言語知能検査 第4版（Test of Nonverbal Intelligence, Fourth Edition: TONI-4）	37, 42
表出語彙検査（Expressive Vocabulary Test: EVT）	68, 73
ブラウン注意欠如障害尺度（Brown Attention-Deficit Disorder Scales）	77
(※)ベイリー乳幼児発達検査 第3版（Bayley Scales of Infant and Toddler Development, Third Edition: Bayley-III）	32, 33, 65
ベック不安尺度（Beck Anxiety Inventory: BAI）	77, 152, 159, 164
※ ベック抑うつ質問票 第2版（Beck Depression Inventory, Second Edition: BDI-II）	77, 155, 159, 164
弁別能力検査 初版（Differential Ability Scales, First Edition）	42
弁別能力検査 第2版（Differential Ability Scales, Second Edition: DAS-II）	36-38, 48, 51, 210
弁別能力検査 第2版 早期用（Differential Ability Scales, Second Edition, Early Years: DAS-II Early Years）	33
包括的話し言葉評価尺度（Comprehensive Assessment of Spoken Language: CASL）	65, 68, 70, 73, 210
マレン早期学習検査（Mullen Scales of Early Learning）	33, 51, 52, 65, 170, 171, 211
ライター国際動作性検査（Leiter International Performance Scale, Revised: Leiter-R）	37, 42, 51, 52
レイネル発達的言語検査（Reynell Developmental Language Scales: RDLS）	65
レイ=オスターリート複雑図形検査（Rey-Osterreith Complex Figure Test: ROCFT）	44, 46

事項索引

【英字】

AAC（Augmentative and Alternative Communication）	58
A-B-C（Antecedent-Behavior-Consequence）	80, 89
ADHD（Attention Deficit Hyperactivity Disorder: 注意欠如・多動性障害）	139, 149, 150, 158
CDD（Childhood Disintegrative Disorder: 小児期崩壊性障害）	18, 23-25
CHC（Cattell-Horn-Carrol）	35
DSM-IV-TR（Diagnostic and Statistical Manual of Mental Disorders, Fourth Edition, Text Revision）	18, 19, 23, 81, 103, 109, 139, 140, 159
DSM-5（Diagnostic and Statistical Manual of Mental Disorders, Fifth Edition）	13, 14, 19, 22, 23, 25, 26, 81, 106, 140, 180
FBA（Functional Behavior Assessment: 機能的行動評価）	77-80
FIQ（全検査 IQ）	140
IQ（Intelligence Quotient）	20, 30, 35, 36, 84, 85, 140, 141, 179, 187, 188
MECP2 遺伝子	24
National Database for Autism Research	32
NLD（Nonverbal Learning Disability: 非言語性学習障害）	45, 145, 146, 158, 162, 180
OCD（Obsessive-Compulsive Disorder: 強迫性障害）	150, 152-154, 163
OCPD（Obsessive-Compulsive Personality Disorder: 強迫性人格障害）	157, 158
PDD（Pervasive Developmental Disorders: 広汎性発達障害）	18-26, 103, 109, 149, 158, 180
PDD-NOS（Pervasive Developmental Disorders Not Otherwise Specified: 特定不能の広汎性発達障害）	18, 22, 23, 25, 109, 180
Simons Foundation Autism Research Initiative	32
SLI（Specific Language Impairment: 特異的言語障害）	148, 149, 162, 164
SSRI（selective serotonin reuptake inhibitor）	153
Vineland Communication and Socialization subdomains	64

【あ】

アイコンタクト eye contact	57, 58, 60, 64, 70, 73, 93, 95, 104, 105, 110, 120, 121, 135, 137, 142-144, 149, 162, 177
あいさつ greeting	57, 170, 186
アクションフィギュア action figure	124
アスペルガー症候群、アスペルガー障害 Asperger syndrome, Asperger's Disorder	18-23, 25, 26, 39, 41, 42, 45, 109, 117, 145, 152, 159, 180
遊び play	24, 25, 27, 58, 92, 93, 95, 99, 100, 104, 115-125, 127-129, 132, 135, 137, 138, 142, 162, 169, 173, 174, 176-180, 182, 184-186, 194, 195, 199, 200, 202-205, 210
遊びのスキーマ play schema	128
遊びのスキル play skill	24, 25, 117, 122, 123, 125, 128, 138, 177-180, 182, 205
アニマルセラピー animal therapy	98
アプガー指数 Apgar score	95, 169
暗記 rote	38, 145, 146, 158, 164, 189
意思伝達 communication	18, 23, 210
いじめ bullying	100, 112, 128
異常行動 unusual behavior	14, 26, 27, 129, 170, 178, 203
1 語文 single word speech	93

胃腸検査 gastrointestinal procedure	107, 109
逸脱行動 aberrant behavior	86, 142
一般知能 general intelligence	35
遺伝子異常 genetic abnormality	144
遺伝子検査 genetic testing	96, 107, 109, 144
遺伝的症候群 genetic syndrome	144
いないいないばあ peek-a-boo	93, 121, 134, 138
意味論 semantics	197, 198, 204, 209
医療歴 medical history	167, 169, 184
イントネーション intonation	54, 55, 64, 70, 145, 198
隠喩 metaphor	54
韻律 prosody	53-55, 63, 64, 70, 72, 73
ヴァインランドⅡ Vineland-Ⅱ	170, 173, 192, 208
ヴァインランド得点 Vineland Scores	174, 194, 196
ウェクスラー知能検査 Wechsler scales	35-38, 40, 48
うつ病 depression	97, 155
運動機能 motor task	107, 142, 145, 146, 162, 163
運動協応 motor coordination	43, 45
運動スキル motor skill	25, 36, 40, 85, 174, 179, 194, 196, 207, 212
運動チック motor tic	154
運動発達 motor development	24, 95, 109
運動療法 physical therapy	181
エコラリア (＝反響言語) echolalia	22, 53, 55, 56, 58, 60, 69, 72, 120, 143, 185
絵の概念 picture concepts	41, 189, 190
絵の抹消 cancellation	40, 41
エビデンスに基づいた療育プログラム evidence-based practice	165
絵本 picture book	134, 135, 147, 176
黄疸 jaundice	95
応答性 responsivity	62, 63, 118, 120, 121
応用行動分析 applied behavior analysis	78
オーラルナレーション oral narration	68
おもちゃ toy	61, 66, 81, 99, 118-120, 122-125, 128, 132, 138, 169, 170, 178, 184, 186, 202, 210
音声チック vocal tic	154

【か】

下位検査 subtest	31, 34-41, 43-45, 48, 63, 66-68, 186-191, 196, 197, 210
外在化型の問題行動 externalizing behavior	75
階層的なアプローチ hierarchical approach	119
解読力 decoding skill	98, 146, 147
概念発達 conceptual development	182
回避 avoidance	34, 151
回避性人格障害 avoidant personality disorder	158
外部構造化 external structure	61, 72, 73
下位領域 subcategory	18, 22, 23, 32, 173, 174, 194, 195, 211
会話 conversation	22, 53-58, 60, 62, 64, 67, 68, 70, 73, 83, 107, 120, 122, 126, 130, 132, 133, 137, 148, 195, 198-200, 204-206, 209, 210
会話言語 conversational language	54, 56-58

会話スキル conversational skill	63, 73, 121, 133
学習障害 learning disability	45, 93, 98, 109, 139, 145, 158, 161, 180
学習のレディネス learning readiness	47, 48, 51
確定診断 determing diagnosis	103, 105, 144, 153, 155, 180, 182, 185
学童期 school-age	27, 80, 125, 154, 168, 178, 202, 205
学力診断 achievement testing	107
学齢期 school-aged	20, 21, 36-38, 97, 100, 102, 106, 116, 117, 125-129, 132, 133
家系図 pedigree	96
家族歴 family history	92, 96, 97, 112, 167, 169, 185
課題への注意 attention to task	46
過読症 Hyperlexia	146-148, 162
過敏性 overreactivity	106
からかい teasing	100, 128
感覚異常 sensory processing impairment	106
感覚運動 sensorimotor	43, 49, 122
感覚過敏 sensory sensitivity	123, 159, 164
感覚刺激 sensory stimuli	101, 106
感覚的・探索的遊び sensorimotor/exploratory play	122, 124, 125
感覚入力 sensory input	123
環境音 environmental sound	57
環境刺激 environmental stimuli	93
環境要因 environmental factor	94
かんしゃく tantrum	34, 52, 59, 60, 75, 90, 93, 95, 101, 102, 161
感受性 sensitivity	80
感情的な経験 emotional experience	126, 128, 131-133
鑑別疾患 diagnostic differentials	141, 142, 163
鑑別診断 differential diagnosis	11, 20, 69, 139, 142, 153, 156-159, 162, 163, 183
慣用句 idiom	54, 61
既往歴 medical history	92, 95, 112
帰結 consequences	78-80, 86, 90
記号探し symbol search	40, 41, 189, 190
儀式、儀式的な行動 ritual	101, 102, 153
気質 temperament	99
機能水準 level of functioning	23, 29-32, 34, 35, 42, 53, 110, 115-117, 124, 132, 139, 140, 151, 154, 185, 205, 208
機能的遊び functional play	122-124, 138, 178, 182
機能的行動評価（FBA）Functional Behavior Assessment	77-80, 86, 88, 102, 123
機能的なスキル functional skill	75
気の散りやすさ distractibility	76
気分障害 mood disorder	21, 96, 102, 109, 139, 154, 159
逆唱 backward	39, 189
虐待 victimization	128
教育的提案 recommendation	181, 205
教育プログラム educational programming	99, 107, 182, 203, 205
教育歴 educational history	92, 97, 98, 167, 169, 185
強化子 reinforcer	170
共感 joint referencing	94, 149
教示 instruction	30, 38-40, 47, 48, 76

共同注意 joint attention		54, 62, 63, 73, 95, 104, 105, 110, 185
強迫観念 compulsion, obsessive thought		96, 129, 152
強迫性障害（OCD）Obsessive-Compulsive Disorder		151, 152-154, 163
強迫性人格障害（OCPD）Obsessive-Compulsive Personality Disorder		157, 158
強迫的な行動 compulsive behavior		76
興味 interest	18-23, 53, 64, 95, 99-101, 103, 104, 106, 118, 119, 124-127, 129, 131-133, 137, 138, 146, 147, 149, 152-157, 163, 164, 169, 173, 176-179, 184, 186, 195, 199-203, 205	
行列推理 matrix reasoning		39, 41, 189, 190
クーイング cooing		95, 112
クレーン hand-over-hand gesture		53, 55
群指数 index		35, 36
継続的アセスメント follow-up evaluation		182, 208
形態理解 appreciating the gestalt		145
けいれん seizure		143, 144, 169
ケースマネージャー case manager		165
結婚 marriage		130, 131
結節性硬化症 tuberous sclerosis		144, 145
原因―結果遊び cause-and-effect play		122, 124, 125
幻覚 delusion		157
衒学的言語 pedantic language		53
衒学的発話 pedantic speech		55
衒奇的運動 mannerism		24
限局した興味、限局的（な）興味 circumscribed interest		19, 20, 22, 146, 152
言語応答性 responsivity to language		63
言語獲得後の段階 linguistic stage		63
言語検査 language measure, test		43, 55, 56, 65, 68, 70, 73, 179, 209, 210
言語構造 Language Structure		197
言語指示 verbal instruction		115, 172
言語習得率 rate of language acquisition		63
言語障害 language impairment		42, 69, 109, 139, 144, 148, 149, 162, 163, 180, 185
言語水準 language level		117, 209
言語推理 verbal reasoning		34, 188
言語スキル language skill		30, 31, 51, 57, 61-63, 65, 69, 72, 148, 205
言語性IQ verbal IQ		20
言語聴覚士 speech-language pathologist		55-59, 62, 64, 72, 89, 108, 148, 206
言語内容 Language Content		196, 197
言語能力 language skill	19, 53, 65, 69, 73, 102, 141, 143, 146, 162, 175, 188, 189, 196, 198, 203, 204, 210	
言語発達 language development		20, 21, 62, 63, 69, 70, 95, 96, 112, 117, 142, 158
言語発達遅滞 speech delay		96
言語表出 verbal expression		188
言語模倣 verbal imitation		63, 170, 182
言語様の音声 word approximation		172
言語理解 language comprehension, verbal understanding	35, 38, 39, 41-43, 57, 76, 187-189, 209, 212	
言語療法 speech therapy		108, 181
幻聴 hallucination		157

限定された興味 circumscribed interest, restricted interest	101, 103, 126
語彙 vocabulary	58, 59, 66-68, 73, 148, 197, 204, 211
構音 articulation	54, 69
高機能 high-functioning	38, 61-63, 72, 84, 86, 110, 139-141, 162
口腔運動障害 oral-motor impairment	69
攻撃性 aggression	75, 78, 79, 86, 90, 93, 95, 102, 110, 142, 151
口語的表現 colloquialism	129
合成得点 domain score	35, 36, 38, 187-189, 196, 197
光線療法 phototherapy	95
行動アセスメント behavioral assessment	86, 90
行動介入 behavioral intervention	97, 181
行動観察 behavioral observation	14, 27, 46, 47, 62, 91, 104, 109, 166, 170, 175, 177, 186, 203
行動制御 behavioral regulation, to regulate behavior	54, 76, 93, 102, 110, 142
行動制御指標 behavioral regulation index	191, 192
行動発達 behavioral development	25, 135
行動評価尺度 assessments of behavior	44, 45, 76, 82
行動プロフィール behavioral profile	75
行動療法家 behavioral clinician	79
広汎性発達障害（PDD） Pervasive Developmental Disorders	18-26, 103, 109, 149, 159, 180
コーズーエフェクト cause-and-effect	61, 178, 180
コーピングスキル coping skill	85, 174, 194, 195
語音整列 letter-number sequencing	39, 41, 189, 190
心の理論 theory of mind	54, 63
固執的な興味 perseverative interest	20, 22
こだわり perseveration, rigidity	19, 46, 153, 203
こだわり行動 perseverative behavior	178
ごっこ遊び pretend play	125, 129, 195
言葉の遅れ delayed language skill	96, 117, 185
語の推理 word reasoning	39
個別家族支援計画（IFSP） Individualized Family Service Plan	98, 99, 107
個別（の）教育計画（＝個別指導計画）（IEP） Individualized Education Program	98, 107, 113
個別指導 individualized service	97, 108
コミュニケーション障害 communication deficit	34, 109, 141, 148, 149, 158
コミュニケーションスキル communication skill	53-55, 61, 62, 66, 70, 72, 76, 83, 84, 92, 102, 109, 115, 175, 206, 207, 211
コミュニケーションのアセスメント communication assessment	26, 53, 167, 175, 179, 196, 198, 204
コミュニケーション評価 communication evaluation	53, 55, 63, 69
コミュニケーション領域 Communication domain	64, 173, 174, 193-195, 200
呼名への反応 orientation to name	104, 135
語用言語 pragmatic language	54, 56, 60, 61, 63, 70, 72, 73
語用言語能力 pragmatic language ability	198, 204
語用論的言語障害 pragmatic language disorder	185
孤立 isolation	21, 155-157, 163
混合性言語障害 mixed language disorder	69

【さ】

サーカズム sarcasm	54, 68
最終診断 diagnostic formulation	180

座位の遅れ delayed sitting	142
サイン言語 sign language	58, 60, 118, 170
作業療法 occupational therapy	97, 107, 181, 185
作業療法士 occupational therapist	108
サプリメント supplement	98
算数 arithmetic	39-41
ジェスチャー gesture	53, 54, 57, 60, 63, 66, 70, 118-121, 126, 137, 143, 149, 162, 164, 171, 172, 175-177, 179, 201, 210, 211
支援プログラム intervention programming	107
支援歴 intervention history	92, 97
視覚 visual perception	9, 31, 32, 35, 40, 43, 44, 47, 48, 63, 73, 84, 101, 106, 118, 120, 145, 146, 148, 164, 172, 179, 182, 190, 197, 198, 204, 207
視覚−運動 visual motor	39, 40, 43-45
視覚(的)記憶 visual memory	31, 32, 44, 146, 164
視覚受容 visual receptio	171, 172
視覚処理 visual processing	43, 45, 48
視覚注意 visual attention	146
視覚的スケジュール visual schedule	170
視覚的な支援 visual support	118
視覚的分析 visual analysis	190
視覚認知 visual perception	43, 45, 190, 211
視空間処理 visual-spatial processing	35, 43
刺激絵 stimulus picture	68
自己意識 self-awareness	21
思考障害 thought disorder	156, 157
自己概念 self-concept	100
自己管理 self-help	19, 130, 131
自己権利擁護 self-advocacy	46, 51
自己刺激(的な)行動 self-stimulatory behavior	86, 101
自己制御 self-regulation	46
自己認知 view of oneself	145
自己評価 self-evaluation	46
自己モニタリング self-monitoring	45, 46
思春期 puberty	29, 82, 102, 144, 156, 157, 159
自傷行為 self-injury	75, 86, 92, 93, 95, 102, 110, 142, 151
視線 eye gaze	54, 55, 63, 64, 66, 170, 171, 175-177, 180, 198, 201, 204, 205
実行機能 executive functioning	31, 43, 44-46, 49, 51, 52, 144, 191, 192, 204
質的観察 qualitative observation	46, 48, 52
視点取得 perspective-taking	54, 64, 73
自閉症、自閉性障害 autism, autistic disorder	11-13, 18-25, 39, 41, 42, 51, 53, 57, 69, 72, 75, 76, 83, 89, 91-94, 97, 103-106, 109, 110, 132-135, 141, 145, 163, 180, 183, 205, 208, 209, 211
ジャーゴン jabber	172
社会恐怖 social phobia	152
社会交流 social interaction	145
社会性の障害 social disability	21, 26, 92, 125, 130, 142, 144, 151, 155, 158, 159, 162
社会性領域 Socialization Skills domain	173, 174, 176, 194, 195
社会的言語 social language	54, 57
社会的スキル social skill	83, 105, 108, 113, 143, 145, 152, 179, 206, 207

社会的脆弱性 social vulnerability	96, 127, 152
社会的模倣 social modeling	205
シャボン玉遊び bubbles	125, 132, 180
自由回答 open-ended question	92
柔軟(性) flexibility	45, 46, 101, 192, 200, 202, 204
主訴 concern	92, 93, 110
受動性 passivity	22, 75, 151
受容言語(＝受容性言語) receptive language	24, 31, 32, 54, 56-58, 67, 69, 72, 73, 85, 149, 164, 171, 172, 179, 185, 196, 197, 209, 211
受容的視覚 visual reception	171
症候学 symptomatology	18, 153
冗談 humor	54
象徴的遊び symbolic play	122-124, 176, 178, 180, 182
象徴的／見立て遊び symbolic and pretend play	178
常同運動 stereotypical motor mannerism	76, 101, 153
情動共有 shared affect	54
常同行動 stereotypical behavior	78, 96, 101, 103, 106, 124, 141, 144, 153, 157, 158
衝動性 impulsivity	75, 76, 90, 149, 150, 158, 186
情動制御 affect regulation	121
常同的な行動 stereotypical behavior	22, 135, 137
小児期崩壊性障害 Childhood Disintegrative Disorder (CDD)	18, 23-25
小児統合失調症 childhood schizophrenia	157
情報収集 gathering information	22, 27, 76, 91, 103, 105
初期発達 early development	24, 168
食事 feeding	92, 93, 95
食事療法 diet	99
職場 vocational setting	130, 131
所見のフォーミュレーション formulation of findings	69
書字運動能力 graphomotor ability	43
触覚 tactile perception	145, 146, 163
処理速度 processing speed	31, 35, 38, 40, 41, 187-191, 203, 207, 212
自立機能 self-sufficiency	81
人格障害 personality disorder	157-159, 163
新奇場面 novel environment	76, 99
神経心理学 neuropsychology	9, 13, 29-31, 43-46, 49, 63, 109, 145
神経発達障害 neurodevelopmental disorder	17, 25, 26, 140
身体疾患 medical condition	143
診断アセスメント diagnostic assessment	109, 115-120, 124, 125, 129, 132, 135, 137, 165, 167, 168, 170, 176, 199
診断基準 diagnostic criteria	18, 19, 22, 23, 89, 92, 93, 101, 103, 106, 109, 139, 140, 153, 154, 180, 205, 209
診断フォーミュレーション diagnostic formulation	10, 69, 76, 125, 166, 167, 180, 204
侵入的思考 intrusive thought	152
心配 apprehension, concern	17, 29, 92, 94, 115, 128, 142, 152, 163, 165, 166, 168, 170, 179, 184, 195, 208
身辺自立 personal	85, 92, 173, 174, 194, 195
心理的アセスメント psychological assessment	185, 203
睡眠 sleep	51, 92, 93, 95, 102, 154, 155, 184

事項索引 | 227

睡眠障害 sleep disturbance	110
推論 inference	31, 35, 38, 39, 43, 54, 64, 67-69, 73, 188, 190, 197, 203, 210
数学 math	39, 98, 145, 146, 164, 190
数唱 digit span	39, 41, 189, 190
スキル喪失 loss of skill	103
スキルの般化可能性 generalizability of skills	120
スクールサイコロジスト school psychologist	108
スクリーニング尺度 screening measure	103-105, 110, 113
スクリプト script	58
ストレス stress	30, 34, 102, 141, 151, 152, 159, 164, 166
ストレッサー stressor	24
スラング slang	61
生育歴（≒成育歴） developmental history/milestones	14, 27, 92, 103, 112 , 168, 169
脆弱X症候群 Fragile X syndrome	109, 144, 145
精神運動発達遅滞 motor and developmental delay	109
成人期 adulthood	21, 29, 37, 82, 88, 102, 106, 117, 129-131, 139, 155, 157, 166
精神症状 psychiatric condition	139, 159
精神遅滞 Mental Retardation	81, 140
精神年齢 mental age	30, 55, 124, 133, 141, 143
精神病症状 psychotic feature	156, 157, 159
精神病状態 psychiatric condition	156-157
青年期 adolescence	21, 29, 106, 124, 129, 131, 133
正の強化 positive reinforcement	81, 89, 90
正の罰 positive punishment	81, 89, 90
摂食評価 nutritional assessment	109
台詞 script	53, 55, 156
前言語段階 prelinguistic stage	62
全検査IQ（FIQ） full scale IQ	35, 36, 140, 141, 187, 188
先行条件 antecedent	78-80
染色体異常 chromosomal abnormality	96, 144
全体的IQ overall IQ	179
全般性不安障害 generalized anxiety disorder	151
専門評価 specialty evaluation	107-109
早期発達歴 early history	103
造語 neologism	53, 55, 120, 157
相互的（な）関わり interaction	60, 61, 69, 79, 83, 116, 117, 119, 121, 125-128, 132, 135, 137
相互的遊び reciprocal play	178, 202
相互的対人反応 social interaction	23
想像（的）遊び imaginative play	100, 122-124, 182, 185, 202
素行障害 conduct disorder	93
ソーシャルスキルトレーニング social skill training	97
ソーシャルワーカー social worker	165
粗大運動 gross motor	31, 32, 51, 61, 85, 171-174, 179, 194, 211

【た】

ターンテイキング turn-taking	54, 62, 64, 68, 73
大学 college	130, 131
退行 regression	24, 25, 94, 103, 142, 143, 162, 208

日本語	英語	ページ
退行性自閉症	regressive autism	24, 25
対人経験	social experience	21
対人コミュニケーション	social communication	23, 25, 48, 55-57, 60-62, 64, 69, 72, 83, 84, 88, 115-118, 125, 126, 132, 135, 137, 141, 148, 149, 168, 176, 177, 179, 198, 199, 200, 205, 206, 209, 211
対人的意図	social intent	20
対人的応答性	social responsivity	121
対人的気づきと感情への気づき	social and emotional awareness	201
対人的自発性	social initiation	120, 151
対人的受動性	social passivity	22
対人的スキル	interpersonal socialization skill	24, 83, 157
対人的な遊び	social game	121, 142
対人的認識	social awareness	20
対人的微笑み、対人的微笑	social smiling	93, 95, 104, 105, 110, 112, 121
耐性	tolerance	34, 46, 62, 76, 154
タイムアウト	time out	79
代名詞の反転	pronoun reversal	53, 143
ダウン症	Down syndrome	144
多義語	multiple meanings	54
多語文	full-sentence speech	93, 95
多動性	hyperactivity	75, 76, 158
多弁	verbosity	19, 22, 39
単一回答	closed-ended question	92
短期記憶	short-term memory	35
単語	word, vocabulary	38, 39, 41, 55-59, 63, 66-68, 73, 95, 98, 117, 119-121, 147, 148, 162, 176, 188, 189, 194, 204, 209-211
短文	phrase	132, 133, 148
遅延性エコラリア	delayed echolalia	55
知覚推理	perceptual reasoning	31, 32, 35, 39, 41, 42, 187-190, 212
知識	information	38, 39, 41
チック	tic	96, 129, 139, 150, 153-154
知的障害（ID）	Intellectual disability	24, 81, 83-85, 89, 96, 139-144, 150, 151, 158, 179, 180
知的発達障害（IDD）	Intellectual Developmental Disorder	140
着席	sitting	47, 48, 51
注意	attention	30, 31, 34, 40, 41, 43, 45-47, 49, 51, 56, 57, 68, 79, 121, 142, 145, 149, 150, 170, 175, 177, 182, 189-191, 194, 195, 201
注意記憶	distractibility	35, 38, 39
注意欠如・多動性障害（ADHD）	Attention Deficit Hyperactivity Disorder	139, 149, 150, 159
注視	gaze	120
中耳炎	otitis media	96
抽象的概念	abstraction	128
聴覚言語的注意力	auditory-verbal attention	189
聴覚障害	hearing loss	148
聴覚的処理	auditory processing	35, 39
聴性脳幹反応	audiological brainstem response test	96
聴力検査	hearing testing	96, 109
直接介入	direct interaction	115
直接観察	direct observation	31, 91, 108, 115, 129
治療計画	treatment plan	37, 87

治療プログラム treatment program	32
積木模様 block design	36, 39, 41, 45, 189, 190
低機能 low-functioning	38, 72, 85, 124, 135, 139, 140, 163
定型発達 typical development	80, 99-102, 117, 122, 138, 205, 206
停滞 plateau	24, 93, 103, 142, 208
適応機能 adaptive functioning	80-86, 89, 119, 140, 164
適応機能障害 adaptive functioning deficit	140
適応行動 adaptive behavior	13, 24, 64, 75, 80-86, 88, 89, 140, 167, 170, 173, 185, 193, 196, 212
適応スキル adaptive skill	19, 80, 84, 86, 89, 90, 141, 143, 161, 164, 166, 173, 179, 193, 196, 203, 204, 207
適応的(な)コミュニケーション adaptive communication	27, 64, 80, 207, 208
てんかん seizure	96, 109
頭囲 head circumference	24
動機づけ motivation	19-22, 34, 76, 100, 120, 125, 199
統語 syntax	54, 58, 63, 66-69, 197, 204, 209
統合失調型人格障害 schizotypical personality disorder	157, 158
統合失調質人格障害 schizoid personality disorder	157, 158
統合失調症 schizophrenia	96, 156, 157
洞察 insight	9, 126, 127, 131-133, 146, 201, 205
動作模倣 motor imitation	63, 182
到達度検査 achievement battery	147
同定スキル identification skill	146
逃避 escape	34
トゥレット障害 Tourette's disorder	154
特異的言語障害(SLI) Specific Language Impairment	139, 148, 149, 163, 164
特異的行動 atypical behavior	92
特定不能の広汎性発達障害(PDD-NOS) Pervasive Developmental Disorders Not Otherwise Specified	18, 22, 23, 25, 109, 180
特別支援教育 special education service	98, 107, 206, 208
独歩 walking independently	93, 142
読解力 reading comprehension	98, 112, 145-148, 164
読解力検査 reading battery	147, 148
友だち、友人 friend	11, 100, 108, 127, 128, 157, 158, 162, 163, 201, 202
トラウマ trauma	80, 84
トレーニング training	97, 134, 139
鈍磨 underreactivity	106

【な】

内在化型の問題行動 internalizing behavior	75
ナラティブ narrative	53, 56, 58, 60, 61, 64, 65, 67, 68, 73
喃語 babbling	93, 95, 169, 171, 172
難聴 hearing loss	96, 109
2語文 two-word phrase	93, 117, 119, 132, 162, 209
2~3語連鎖 phrase speech	95, 112
日常生活スキル daily living skills	83, 85, 131, 174, 194, 203, 207, 212
ニュアンス nuance	26, 60
乳幼児 young children	32, 33, 65, 116, 117, 124, 134, 135, 184, 209-211

妊娠 pregnancy	95, 168, 184
認知機能障害 cognitive impairment	20, 140, 142
認知検査 cognitive instrument, measure	32, 33, 35-37, 45, 48, 49, 51, 63, 187, 191, 199
認知行動療法 cognitive-behavioral therapy	151
認知(的)障害 cognitive deficit, impairment	33, 41, 53, 81, 124, 125, 140, 148, 154
認知スキル cognitive skill	34, 43, 49, 80
認知的切り替え cognitive shifting	204
認知能力 cognitive ability	21, 35, 36, 83-85, 89, 146-148, 187, 188, 193, 195, 204, 210, 212
認知プロフィール cognitive profile	51, 52, 75, 159, 188, 203, 204
認定行動分析家 Board Certified Behavior Analyst (BCBA)	77-78, 89
寝返り rolling over	93, 95

【は】

排泄 toileting	24, 93, 95
はいはい crawling	93, 142, 169, 184
ハイリスク行動 at-risk behavior	104, 105
破壊的な行動障害 disruptive behavior disorder	93
爆発的行動 explosive behavior	75
曝露 exposure	152
発声 vocalization	51, 60, 62, 120, 171, 172, 175-177, 179, 210
発達アセスメント developmental assessment	13, 109, 179
発達検査 developmental assessment	32, 33, 35, 65, 70, 107, 171, 175, 177, 211
発達障害 developmental disorder	14, 17, 18, 22, 23, 25, 26, 69, 103, 109, 140, 149, 158, 180
発達水準 developmental level	33, 115, 116, 124, 125, 171, 172, 185
発達性運動失行 developmental apraxia	69
発達段階 developmental milestone	82, 95, 109, 112, 127, 140, 144
発達年齢 age equivalent	55, 171, 172
発達プロフィール developmental profile	48, 91, 172, 175, 198
発達要因 developmental factor	94
発達歴(≒生育歴) developmental history	22, 91-95, 99, 157, 167-169, 184, 205
発話 speech	11, 14, 22, 26, 53-55, 69, 92, 133, 204, 210
話し言葉 spoken language	58, 60, 64, 65, 68-70, 72, 73, 137, 148, 170, 175, 179, 205
パニック障害 panic disorder	151
反響言語(=エコラリア) echolalia	22, 53, 55, 56, 58, 60, 69, 72, 120, 143, 185
半構造化検査 semistructured measure	132
半構造化面接 semistructured interview	83, 103
反復(的)行動 repetitive behavior	101, 123, 129, 153, 157, 158, 178, 179
鼻音 hyponasality	175
引きこもり withdrawal	151
非言語性学習障害(NLD) Nonverbal Learning Disability	45, 145, 146, 159, 162, 180
非言語性検査 nonverbal intelligence test	43
非言語性コミュニケーション nonverbal communication	54, 63, 70, 73, 120, 137, 148, 149, 162, 164, 177, 200, 201
非言語性推論 nonverbal reasoning	188, 189, 210
非言語性知能検査 measure of nonverbal intelligence	37, 42, 48
非言語的IQ nonverbal IQ	20
非言語的信号 nonverbal signal	58
非言語的認知機能 nonverbal cognitive skills	162
非言語(的)能力 nonverbal ability	145, 162, 188, 203

事項索引

微細運動 fine motor	31, 32, 36, 85, 171-174, 179, 185, 194, 211
非定型(の)行動 atypical behavior	75, 115, 116
非定型の遊び atypical play	122
ビデオ撮影 video	115, 135
独り歩き walking independently	95, 183
独り座り sitting without support	93, 95
皮肉 irony	20, 54, 61, 129, 210
比喩 figure of speech	54, 57, 61, 64, 68, 69, 129, 210
表出言語(=表出性言語) expressive language	31, 32, 54, 56-59, 67, 69, 70, 72, 73, 85, 148, 149, 164, 171-173, 179, 180, 185, 196, 197, 209, 211
標準化された検査 standardized measure	30, 48, 61, 63, 64, 66, 67, 109, 142, 196, 198, 204, 212
標準得点 standard score	30, 32, 56, 58, 68, 85, 171-174, 187, 194, 196, 197, 210
標準偏差 standard deviation	41, 171, 173, 175, 187, 191, 196
表情 facial expression	54, 60, 120, 121, 126, 137, 143, 149, 162, 164, 177, 199
評定(レーティング)尺度 rating scale	105, 110
標的行動 target behavior	78, 79, 81, 90, 134
広場恐怖 agoraphobia	151, 152
不安 anxiety	21, 75-77, 90, 94, 102, 117, 128, 139, 151-153, 157-159, 163, 164, 166
不安障害 anxiety disorder	96, 102, 109, 139, 150, 151, 163
風船遊び balloon play	132
符号 coding	40, 41, 45, 189, 190
不注意 inattention	76, 149, 150
不適応行動 inappropriate social behavior	70, 82, 85, 86, 90, 150, 174, 194
負の強化 negative reinforcement	79, 81, 89, 90
負の罰 negative punishment	79, 81, 89, 90
不服従 noncompliance	79, 86
フラストレーション frustration	38, 46, 62, 79, 186
ふり遊び pretend play	100, 104
プレイ・ドー Play-Doh	138
フレーズ phrase	55, 56, 60, 67, 73, 101, 121
プロンプト prompting	83, 84, 118, 137
文章復唱 Recalling Sentences	197
文法 grammar	54, 56, 58, 59, 66, 67, 148, 186, 197, 200, 204, 209
文脈 context	27, 53, 55, 57, 58, 61, 68, 116, 119, 127, 134, 176, 193, 198, 200, 201, 204, 205, 207, 210
分離不安 separation anxiety	151, 152
併存症 comorbidity	14, 27, 109, 139, 156, 159, 166
ベイリー検査 Bayley Scales	33, 34
ペグボード pegboard	44
ベストプラクティス best practice	181, 183
包括的報告書 comprehensive report	166, 167
報告書 written report	165-168
ポップアップトイ pop-up toy	138
ボディランゲージ body language	58

【ま】

マレン検査 Mullen Scales → マレン早期学習検査	32-34, 171
マンツーマン指導 one-on-one therapy	97

見立て遊び symbolic play	100, 176
無言語 no language	132, 133
メタ認知 metacognition	46, 191, 192
面接 interview	14, 31, 82, 83, 91, 92, 94, 99, 103, 105, 109, 110, 112, 116, 125, 132, 133, 135, 166-168, 173, 183, 193, 199, 209, 211
文字認識 word recognition	98, 112, 146
模倣 imitation	47, 48, 51, 54, 60, 62, 63, 73, 76, 104, 105, 110, 118, 135, 170, 173, 176, 182, 193, 205
問題解決能力 ability to solve problem	38
問題行動 problematic behavior	14, 26, 27, 34, 35, 75-78, 80, 82, 86, 88, 93, 101

【や】

薬物療法 pharmacological treatment	150, 153
やりとり遊び reciprocal game	93, 95, 99
遊戯療法 play therapy	97, 181
友情 friendship	127, 201
友人、友だち friend	11, 100, 108, 127, 128, 157, 158, 162, 163, 201, 202
有病率 prevalence rate	17, 144, 146
ユーモア humor	61, 129
指さし pointing	60, 93, 95, 104, 121, 162, 171, 175
幼児期 childhood	14, 20, 21, 23, 27, 36, 38, 88, 109, 117, 124, 178, 182, 184, 209
抑うつ depression	21, 75, 77, 97, 102, 155, 163, 164

【ら】

理解力 comprehension	34, 56, 112, 147, 162, 188, 196, 197
理学療法 physical therapy	97, 107, 108
流暢性 fluency	55, 66
流動性推論 fluid reasoning	35
臨床評価 clinical evaluation	56, 65-67, 70, 73, 91, 106, 107, 196
臨床面接 clinical interview	91, 92, 103, 109, 125
類似 similarity	38, 39, 41, 188, 189
ルーチン routine	62, 73, 101, 102, 124, 125, 152, 178, 192, 193, 203, 207
恋愛 romance	130, 131
連絡帳 notebook	207
ロッキング rocking	101

【わ】

| ワーキングメモリー working memory | 31, 35, 38, 39, 41, 45, 187-189, 192, 196 |
| 話題認知 topic recognition | 54 |

人名索引

Achenbach, T.M.	77, 86, 87, 152, 159, 164
Almond, P.	106, 111
Aman, M.G.	77, 86-88, 160
Arick, J.	106, 111
Bailey, A.	12, 105, 110, 111, 211
Balla, D.A.	80-82, 85, 88, 90, 212
Baron-Cohen, S.	104, 111
Barton, M.L.	11, 104, 111, 211
Bayley, N.	32, 33, 49, 65, 71
Beck, A.T.	77, 87, 152, 155, 159, 164
Booth, L.	11, 53
Boyle, M.H.	86, 88
Bracken, B.A.	37, 42, 49
Brown, C.	106, 111
Brown, G.K.	77, 87, 155, 159, 164
Brown, L.	37, 43, 49
Brown, T.E.	77, 87
Bruininks, R.H.	82, 87, 88, 90
Bryant, B.R.	148, 160
Bryson, S.E.	86, 88, 134-136
Burd, L.	146, 159
Calhoun, S.L.	38, 40, 50
Canitano, R.	154, 159
Carrow-Woolfolk, E.	65, 68, 70, 71, 210
Carter, A.	63, 71, 83, 87
Chawarska, K.	12, 17, 27, 33, 49, 50, 209
Cicchetti, D.V.	12, 27, 42, 50, 80-83, 85, 87, 88, 90, 212
Conners, C.K.	44, 49, 77, 86, 87
Constantino, J.N.	105, 110, 111, 211
Coonrod, E.E.	104, 111
Delis, D.	43-45, 49
DeVincent, C.J.	149, 160
DiLavore, P.	132, 136, 209
Duke, E.E.	86, 88
Dunn, D.M.	66, 71
Dunn, G.	84, 87
Dunn, L.M.	66, 71
Dunn, W.	106, 111
Edith, K.	44, 45, 49
Ekstrom, L.	156, 160
Elliott, C.	33, 36, 37, 48, 49, 210
Emilsson, B.	156, 160
Engstrom, I.	156, 160
Farley, M.A.	84, 87
Fein, D.	11, 43, 44, 49, 104, 111, 211
Fenson, L.	65, 70, 71, 211
Field, C.J.	77, 87
Filipek, P.A.	143, 144, 160
Flanagan, H.E.	50, 84, 87
Fombonne, E.	87, 141, 160
Freeman, N.L.	84, 87
Gadow, K.D.	149, 160
Gillberg, C.	19, 28
Gilliam, J.E.	106, 110, 111
Gilliam, R.B.	65, 68, 71
Gillot, A.	151, 160
Gilotty, L.	45, 49
Gioia, G.A.	44, 45, 49
Goode, S.	84, 87
Goodman, W.K.	152, 160
Gotham, K.	132, 136
Goudreau, D.	83, 88
Gould, J.	19, 28
Green, J.A.	104, 111, 211
Grigorenko, E.L.	146, 160
Gruber, C.P.	65, 71, 105, 110, 111, 211
Gupta, V.B.	94, 111
Guthrie, W.	132, 136
Guy, S.C.	44, 45, 49
Harris, J.C.	144, 160
Harrison, P.	50, 82, 86, 87, 90
Heaton, R.K.	44, 45, 49
Hill, B.K.	82, 87, 90
Howlin, P.	84, 87, 154, 156, 160
Hutton, J.	84, 87
Isquith, P.K.	44, 45, 49
Johnsen, S.K.	37, 42, 49
Joseph, R.M.	42, 49
Kamphaus, R.W.	77, 87, 152, 160, 164
Kanne, S.M.	84, 85, 87
Kaplan, E.	43, 44, 49

Kaufman, A.S.	10, 12, 37, 148, 160	Robins, D.L.	104, 105, 110, 111, 211
Kaufman, N.L.	10, 12, 37, 148, 160	Roeper, T.W.	65, 71
Keelan, J.	94, 111	Roid, G.H.	33, 36, 37, 42, 50
Kemp, S.	44, 45, 50	Rourke, B.P.	42, 50, 145, 160
Kenworthy, L.	44, 45, 49	Rutter, M.	84, 87, 103,
Kerbeshian, J.	146, 159		105, 110, 111, 132, 136, 209, 211
Kirk, U.	44, 45, 50		
Klin, A.	11, 19, 27, 28, 33, 42, 49,	Saulnier, C.	19, 27, 28, 50, 87
50, 63, 71, 84, 86, 87, 146, 160, 209, 210		Scahill, L.	77, 88, 153, 160
Koenig, K.	24, 28	Schopler, E.	87, 106, 110, 111
Korkman, M.	44, 45, 50	Secord, W.A.	65-67, 69-71, 209
Kovacs, M.	77, 87, 155, 159, 160, 164	Semel, E.	65-67, 70, 71, 209
Kramer, J.	44, 45, 49	Seymour, H.N.	65, 71
Krug, D.A.	106, 111	Sherbenou, R.	37, 42, 49
		Shtayermann, O.	150, 160
LeCouteur, A.	103, 110, 111, 209	Singh, N.N.	77, 87
Loncola, J.A.	24, 28	Sparrow, S.S.	27, 42, 50, 63, 71,
Lord, C.	27, 42, 49, 87, 103,		80-83, 85-88, 90, 212
105, 110, 111, 132, 135, 136, 209, 211		Standen, P.J.	151, 160
Love, S. R.	106, 111	State, M.	24, 27, 28
Luyster, R.	132, 136	Steer, R.A.	77, 87, 152, 155, 159, 164
		Steiner, V.G.	65, 71
Marans, W.D.	63, 71	Stewart, A.W.	77, 87
Mather, N.	36, 37, 50	Stone, W.L.	104, 111
Mayes, S.D.	38, 40, 50	Streiner, D.L.	86, 88
McCallum, R.S.	37, 42, 49	Szatmari, P.	86, 88
McGrew, K.S.	35-37, 50		
Miller, L.	37, 42, 50	Tager-Flusberg, H.	42, 49
Morris, R.	43, 44, 49		
Mullen, E.	32, 33, 50, 65, 71, 211	Van Acker, E.Y.	24, 28
Muris, P.	150, 160	Van Acker, R.	24, 28
		Van Bourgondien, M.E.	106, 111
Oakland, T.	82, 86, 87, 90	Villiers, J.	65, 71
Ober, B.A.	44, 49	Vivanti, G.	154, 159
Offit, P.A.	94, 111	Volkmar, F.	12, 24, 27, 28, 42, 49, 50,
Osterrieth, P.	44, 46, 50		63, 71, 83, 87, 88, 146, 160, 209, 210
Ousley, O.Y.	104, 111		
		Weatherman, R.F.	82, 87, 90
Paul, R.	12, 27, 28, 49, 53, 71, 160, 210	Wechsler, D.	33, 34, 37, 48, 50, 147, 160, 212
Pearson, N.A.	65, 68	Wellman, G.J.	106, 111
Perry, A.	84, 85, 87	Wetherby, A.	65, 66, 70, 71, 210
Pomeroy, J.	149, 160	Wetherby, A.M.	104, 110, 111
Pond, R.E.	65, 71	Wiederholt, J.L.	148, 160
Prizant, B.	65, 66, 70, 71, 104, 110, 111, 210	Wiig, E.	65-67, 69-71, 209
		Wilkinson, G.S.	148, 160
Rescorla, L.A.	152, 159, 164	Williams, K.T.	68, 71
Rey, A.	44, 50	Wilson, K.	94, 111
Reynell, J.K.	65, 71	Wing, L.	19, 28
Reynolds, C.R.	77, 87, 152, 160, 164	Woodcock, R.W.	36, 37, 50, 82, 87, 90
Risi, S.	132, 136, 209		
Robertson, G.J.	148, 160	Zimmerman, I.L.	65, 71

監訳・翻訳 担当者一覧

監訳	全体	黒田美保・辻井正次
翻訳	シリーズまえがき・謝辞	稲田尚子
第1章	概説	稲田尚子
第2章	機能水準のアセスメント	髙橋絵美子
第3章	コミュニケーションのアセスメント	平林ルミ
第4章	行動プロフィールのアセスメント	井澗知美
第5章	臨床面接と記録の再考	植田みおり
第6章	直接観察による診断アセスメント	森田麻登
第7章	鑑別診断と併存症	梶奈美子
第8章	ケースのまとめと報告書の書き方	三宅篤子
	参考文献（解説付き）	稲田尚子

著者・監訳者・訳者紹介

スリーン A. ソールニア　Celine A. Saulnier

アメリカ合衆国アトランタ市の子どもの臨床施設、マーカス自閉症センターの研究部門臨床ディレクター、エモリー大学医学部小児科自閉症スペクトラム部門助教。コネティカット大学でデボラ・ファイン博士の指導の下、臨床心理学の博士号を取得。イェール大学チャイルドスタディセンターのアミ・クリン博士の指導の下で、博士研究員として従事。その後、イェール大学の自閉症プログラム臨床ディレクターおよびトレーニングディレクターを務め、乳児から青年までのASDの人たちの多角的診断・評価の統括・実施・スーパーヴァイズを行った。また、臨床研究のための診断・評価部門を統括している。研究テーマは、ASDの人たちの適応行動のプロフィールに焦点が当てられている。

パメラ E. ヴェントーラ　Pamela E. Ventola

イェール大学チャイルドスタディセンターの自閉症プログラム教員。コネティカット大学でデボラ・ファイン博士の指導の下、臨床心理学の博士号を取得。イェール大学チャイルドスタディセンターで博士研究員として従事。ASDおよびその他の発達障害の心理学的、神経心理学的評価の幅広い臨床経験を有している。現在の研究テーマは、ASDの子どもの神経心理学的な発達過程、およびASDの幼児に対する介入の反応性に焦点が当てられている。発達障害に関する学術論文や書籍を多数執筆。

黒田美保 くろだ みほ
淑徳大学総合福祉学部実践心理学科准教授、東京大学大学院医学系研究科博士課程在学中。学術博士、臨床発達心理士、臨床心理士、日本臨床発達心理士会幹事、TEACCH プログラム研究会理事。千葉大学大学院自然科学研究科博士課程単位取得退学。東京都大田区職員（区立こども発達センター）・よこはま発達クリニックの勤務を経て、2005～2006年ノースカロライナ大学医学部 TEACCH 部門に留学、帰国後、国立精神・神経医療研究センター精神保健研究所 研究員。2011年より現職。《著書》『SCQ（対人コミュニケーション質問紙）日本語版』（稲田尚子・内山登紀夫と共監訳）2013年、『ADI-R（自閉症診断面接改訂版）日本語版』（土屋賢治・稲田尚子と共監修）2013年 いずれも金子書房

辻井正次 つじい まさつぐ
中京大学現代社会学部教授、NPO 法人アスペ・エルデの会 CEO、浜松医科大学子どものこころの発達研究センター客員教授。《主な著書・訳書》『自閉症と小児精神病』（共訳）2005年 創元社、『特別支援教育ではじまる楽しい学校生活の創り方——軽度発達障害の子どもたちのために』2007年 河出書房新社、トニー・アトウッド著『ワークブック アトウッド博士の〈感情を見つけにいこう〉1 怒りのコントロール』『同、2 不安のコントロール』（監修）2008年 明石書店、シャナ・ニコルズ著『自閉症スペクトラムの少女が大人になるまで——親と専門家が知っておくべきこと』（共監修）2010年 東京書籍、『発達障害のある子どもたちの家庭と学校』2013年 遠見書房、『発達障害のある子どもができることを伸ばす！ 思春期編』（杉山登志郎 共監修）2013年 日東書院本社、『発達障害児者支援とアセスメントのガイドライン』（監修）編者代表明翫光宜 2014年 金子書房

稲田尚子 いなだ なおこ
東京大学医学部附属病院こころの発達診療部臨床心理士、心理学博士。九州大学大学院人間環境学府人間共生システム専攻心理臨床学コース博士後期課程単位取得退学。国立精神・神経医療研究センター精神保健研究所児童・思春期精神保健研究部研究員を経て現職。《著書》『SCQ（対人コミュニケーション質問紙）日本語版』（黒田美保・内山登紀夫と共監訳）2013年、『ADI-R（自閉症診断面接改訂版）日本語版』（土屋賢治・黒田美保と共監修）2013年 いずれも金子書房

髙橋絵美子 たかはし えみこ
世田谷区子ども部子ども家庭課子育て支援担当臨床心理士。大妻女子大学大学院人間関係学研究科修士課程修了。内山登紀夫教授に師事し、発達障害をもつ幼児から大人までの支援に従事する。よこはま発達クリニック、社会福祉法人青い鳥 横浜市東部地域療育センター、同中部地域療育センター、スクールカウンセラーを経て、2009～2010年、国際ロータリー財団故田中徳兵衛冠名奨学金を得て、ノースカロライナ大学医学部 TEACCH 部門にて研修。帰国後、社会福祉法人正夢の会を経て現職。

平林ルミ ひらばやし るみ
日本学術振興会特別研究員 PD（東京学芸大学）、言語聴覚士、臨床発達心理士、博士（学術）。金沢大学教育学部障害児教育教員養成課程卒業、同大学院教育学研究科修士課程修了，東京大学大学院工学系研究科博士課程修了。2006～2012年、社会福祉法人桐友学園において非常勤言語聴覚士としてコミュニケーション・学習支援に従事。2012年4月～2013年3月、英国サウサンプトン大学において客員研究員として読み書き障害支援の研究に従事。専門は、読み書き障害へのテクノロジー活用および学習環境調整。

井澗知美 いたに ともみ
大正大学人間学部臨床心理学科専任講師、臨床心理士、心理学博士。上智大学卒業後、早稲田大学大学院修士課程、中央大学博士課程を修了。1998～2001年、国立精神・神経センター精神

保健研究所でADHD等の発達障害の臨床研究に携わる。専門は発達臨床心理学。《主な著書・訳書》シンシア・ウィッタム著『読んで学べるADHDのペアレントトレーニング——むずかしい子にやさしい子育て』(共訳) 2002年、ゴールドスタイン著『読んで学べるADHDの理解と対応——どうしてうちの子は落ち着きがないの?』(共訳) 2005年 いずれも明石書店、『ADHDとはどんな障害か——正しい理解から始まる支援』(共著) 最新改訂版 2009年 少年写真新聞社、『認知心理学の冒険——認知心理学の視点から日常生活を捉える』(共著、第4章) 2013年 ナカニシヤ出版

植田みおり　うえだ みおり
こども発達センターにて療育支援や自治体での思春期・青年期支援事業など、幼児期から青年期までの本人支援や保護者支援に従事、臨床発達心理士。カリフォルニア大学ロサンゼルス校教育学大学院心理学科修士課程修了。よこはま発達クリニック研究業務、自治体での療育・相談支援事業に携わり、2007〜2008年、国際ロータリー財団故田中徳兵衛冠名奨学金を得て、Monash Medical Centre および Monash University Centre for Developmental Psychiatry and Psychology にて研修。

森田麻登　もりた あさと
帝京学園短期大学保育科助教、臨床心理士。国際基督教大学大学院博士前期課程修了。法務省、千葉県発達障害者支援センター、神奈川大学心理相談センターを経て現職。現在、特定非営利活動法人LightRing(ライトリング)理事、千葉県我孫子市教育研究所スーパーバイザーなどを兼任。専門は臨床心理学、行動療法、認知心理学。《訳書》ランデル&ワイズ著『コンサルテーション・リエゾン精神医学ガイド』(共訳、メディカルサイエンスインターナショナル 2002)。《論文》「抑うつ傾向と感情価が心理的時間に及ぼす影響」『パーソナリティ研究』第20巻第3号(2012)。

梶奈美子　かじ なみこ
東京大学医学部附属病院こころの発達診療部助教、精神保健指定医、精神科専門医、産業医。東京大学法学部、群馬大学医学部医学科卒業後、東京大学医学部附属病院、東京都保健医療公社豊島病院、原病院、虎の門病院等勤務を経て現職。NPO法人Tokyo English Life Line、文京福祉センター嘱託医等兼任。多文化精神科はじめ、精神科一般の臨床に幅広く携わっている。

三宅篤子　みやけ あつこ
国立精神・神経医療研究センター精神保健研究所児童・思春期精神保健研究部客員研究員、中央大学・淑徳大学大学院兼任講師、臨床心理士、臨床発達心理士、臨床発達心理士スーパーバイザー。東京大学大学院教育学研究科教育心理学専門課程博士後期課程終了(単位取得満期退学)後、横浜市リハビリテーション事業団臨床心理士、同通園課長、同成人知的障害者更生施設副園長、アメリカノースカロライナ大学医学部TEACCH部ウィルミントンTEACCHセンター留学(2006〜2007)後、帝京平成大学(教授)を経て現職。《著書》『自閉児・発達障害児 教育診断検査 心理教育プロフィール(PEP-3)の特徴とアセスメントの実際』2012年 児童青年精神医学とその近接領域 第53巻3号306-310《訳書》E. ショプラー著『自閉児・発達障害児 教育診断検査 心理教育プロフィール(PEP-3)の実際』茨木俊夫訳(共訳、第1部第3章、第2部後半、検査とまとめの記録用紙)2007年、ゲーリー・メジボフ著『自閉症スペクトラムの移行アセスメントプロフィール——TTAPの実際』梅永雄二監修(共著、第1, 2章)2010年 いずれも川島書店。

(訳者は担当章の掲載順)

DTP編集 山本幸男／編集 大山茂樹／装幀 東京書籍AD 麻生隆一

自閉症スペクトラム障害の
診断・評価 必携マニュアル

2014年2月16日　第1刷発行　2014年3月22日　第2刷発行

著　者	スリーン A. ソールニア（Celine Saulnier）／パメラ E. ヴェントーラ（Pamela Ventola）
監訳者	黒田美保／辻井正次
訳　者	稲田尚子／髙橋絵美子／平林ルミ／井澗知美／ 植田みおり／森田麻登／梶奈美子／三宅篤子
発行者	川畑慈範
発行所	東京書籍株式会社 東京都北区堀船 2-17-1（〒114-8524） 電話　営業 (03) 5390-7531 ／編集 (03) 5390-7513
印刷・製本所	株式会社 シナノ パブリッシング プレス

禁無断転載　乱丁・落丁の場合はお取り替えいたします。

東京書籍　書籍情報　http://www.tokyo-shoseki.co.jp/
　　　　　e-mail: shuppan-j-h@tokyo-shoseki.co.jp

ISBN 978-4-487-80814-4　C0047
Japanese edition copyright © 2014 by Tokyo Shoseki Co., Ltd.
All rights reserved.　Printed in Japan

東京書籍の好評基本図書

自閉症スペクトラム障害との併存も視野に入れて

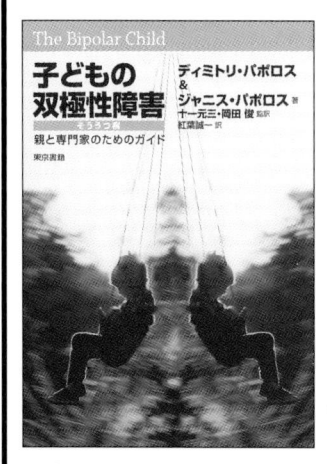

子どもの双極性障害
親と専門家のためのガイド

決定版　必携書

●いま注目の **子どものそううつ病**
その全貌を知り、支援するための **日本初の基本図書**（バイブル）

繰り返して目を通し、相談相手とすべき本

ディミトリ＆ジャニス・パポロス 著
十一元三・岡田 俊 監訳　**紅葉誠一** 訳

子どもに躁うつ病（双極性障害）は、日本ではこれまで取り組みがほとんどなされてこなかったことから、この本がもたらす情報は極めて重要。AD/HDとの行動特徴の類似、ほか家庭や学校での対応も詳説。

A5判　上製　592頁　定価4300円（本体）

目次より

第1部　診断と治療
　第1章．子どもの双極性障害の現実
　第2章．診断上のジレンマ
　第3章．良い治療を受けるには
　第4章．さまざまな治療法
　第5章．双極性障害の病状経過をグラフにする

第2部　脳と心の内側
　第6章．双極性障害の遺伝的側面
　第7章．双極性障害の心理的側面
　第8章．諸症状の原因

第3部　双極性障害とともに生きる
　第9章．家族への影響
　第10章．学校 ── 家の外の世界
　第11章　双極性障害の子どもの神経心理学的検査
　第12章．危うい青年期を乗り越える
　第13章．子どもの入院治療
　第14章．保険をめぐる問題

第4部　障害を越えて
　第15章．子どもの将来
子どもの双極性障害に関する質問表

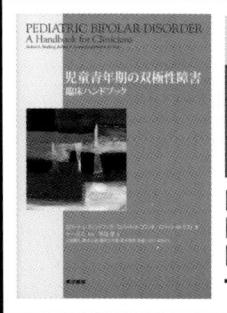

PEDIATRIC BIPOLAR DISORDER
児童青年期の双極性障害
臨床ハンドブック　A Handbook for Clinicians

ロバート・フィンドリング
ロバート・コワッチ
ロバート・ポスト 著
十一元三 監訳　**岡田 俊** 訳

● 早期・超早期発症の双極性障害の解説書
● 伝統的な躁うつ病の捉え方には納まらない
● ハンドブックの体裁ながら、本格的専門書

A5判並製　204頁　定価3800円（本体）